Henryk Dancygier

Lebererkrankungen – 1×1 der Therapie

Medikamente richtig eingesetzt

Springer

Berlin
Heidelberg
New York
Hongkong
London
Mailand
Paris
Tokio

Henryk Dancygier

Lebererkrankungen
1×1 der Therapie

Medikamente richtig eingesetzt

Mit 3 Abbildungen und 36 Tabellen

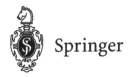 Springer

Prof. Dr. Henryk Dancygier
Medizinische Klinik II
Klinikum Offenbach
Akademisches Lehrkrankenhaus
der J. W. Goethe-Universität
Starkenburgring 66
63069 Offenbach

ISBN 3-540-20294-3 Springer-Verlag Berlin Heidelberg New York

Bibliografische Information Der Deutschen Bibliothek
Die Deutsche Bibliothek verzeichnet diese Publikation in der Deutschen Nationalbiblio-
grafie; detaillierte bibliografische Daten sind im Internet über <http://dnb.ddb.de> ab-
rufbar.

Springer-Verlag ist ein Unternehmen von Springer Science+Business Media
springer.de
© Springer-Verlag Berlin Heidelberg 2004
    Printed in Germany

Lektoratsplanung: Hinrich Küster, Heidelberg
Desk Editing: Sylvia Kröning, Heidelberg
Umschlaggestaltung/Layout: deblik Berlin
Satz: K+V Fotosatz GmbH, Beerfelden
Gedruckt auf säurefreiem Papier   26/3160SM – 5 4 3 2 1 0

Vorwort

Ärztinnen und Ärzte in der Praxis und in der klinischen Weiterbildung werden nahezu täglich mit hepatologischen Fragestellungen konfrontiert. War die Hepatologie früher eine vorwiegend diagnostische Disziplin, so hat sie in den letzten Jahren eine Weiterentwicklung mit differenzierten, rationalen Therapiemöglichkeiten erfahren. Der Wandel in der Behandlung, insbesondere viraler Lebererkrankungen, vollzieht sich immer rascher. Der Nichtspezialist vermag damit kaum noch Schritt zu halten.

Der vorliegende »Ratgeber in der Kitteltasche« möchte hepatologisch interessierten Ärztinnen und Ärzten praxisnahe, wissenschaftlich begründete Therapieempfehlungen geben. Die Form der Darstellung soll das rasche Auffinden konkreter Handlungsanleitungen erleichtern. Hierbei habe ich mich für eine dem angloamerikanischen Sprachraum entlehnte knappe und präzise Darstellungsform der Verabreichung von Medikamenten entschieden. Auch der damit noch nicht vertraute Leser wird nach einer kurzen Gewöhnungsphase keine Probleme mit diesen Abkürzungen haben. Eine Auflistung dieser Abkürzungen ist im Anschluss zu finden.

Anregungen, Änderungs- und Erweiterungswünsche seitens der Leserschaft sind herzlich willkommen.

H. Dancygier
Offenbach am Main, im Frühjahr 2004

Inhaltsverzeichnis

1	Leber und Medikamente	1
1.1	Hepatische Biotransformation	1
1.2	Einflüsse auf den hepatischen Arzneimittelstoffwechsel	5
2	Infektiöse Lebererkrankungen	17
2.1	Hepatitis A und E	17
2.2	Hepatitis B und D	23
2.3	Hepatitis C	49
2.4	Pyogener Leberabszess	60
2.5	Amöbenabszess	65
2.6	Schistosomiasis	67
2.7	Fasziolose	68
2.8	Echinokokkose	68
2.9	Hepatolienale Candidose	71
3	Leberzirrhose und Folgeerkrankungen	73
3.1	Aszites	74
3.2	Spontane bakterielle Peritonitis	87
3.3	Gastroösophageale Varizen	90
3.4	Hepatische Enzephalopathie	103
3.5	Hepatorenales Syndrom	109
3.6	Pulmonale Komplikationen	113
3.7	Hepatische Osteopathie	115
4	Alkoholische Lebererkrankungen	119
4.1	Alkoholische Fettleber	119
4.2	Alkoholische Hepatitis	120
4.3	Alkoholische Zirrhose	123

5   Nichtalkoholische Fettlebererkrankungen 125

6   Autoimmune Lebererkrankungen 129
6.1   Autoimmune Hepatitis 129
6.2   Primär biliäre Zirrhose 134
6.3   Autoimmune Cholangitis 139
6.4   Primär sklerosierende Cholangitis 139
6.5   Autoimmune Überlappungssyndrome 141

7   Akutes Leberversagen 145

8   Genetische und metabolische
        Lebererkrankungen 153
8.1   Hereditäre Hämochromatose 153
8.2   Morbus Wilson 157
8.3 a_1-Antitrypsinmangel 163
8.4   Porphyrien 164
8.5   Mukoviszidose 174

9   Durchblutungsstörungen 175
9.1   Pfortaderthrombose 175
9.2   Budd-Chiari-Syndrom 177

10   Zystische Lebererkrankungen 179

11   Neoplastische Lebererkrankungen 181
11.1   Hepatozelluläres Adenom 181
11.2   Nodulär regenerative Hyperplasie 183
11.3   Fokal noduläre Hyperplasie 184
11.4   Gallengangadenom 184
11.5   Biliäres Zystadenom 185
11.6   Biliäre Papillomatose 185
11.7   Hämangiom 186
11.8   Infantiles Hämangioendotheliom 186
11.9   Hepatozelluläres Karzinom 186
11.10   Fibrolamelläres hepatozelluläres Karzinom . . . 197

11.11 Hepatoblastom 198
11.12 Cholangiozelluläres Karzinom 198
11.13 Angiosarkom 200
11.14 Epitheloides Hämangioendotheliom 201
11.15 Undifferenziertes embryonales Sarkom 201
11.16 Primäres malignes Lymphom 202
11.17 Metastasen 202

12 Schwangerschaftsspezifische Lebererkrankungen 205
12.1 Schwangerschaftscholestase 205
12.2 Akute Schwangerschaftsfettleber 206
12.3 Leberbeteiligung bei Schwangerschaftstoxikosen 207

13 Medikamentenverzeichnis 209

14 Internetadressen 219

Literatur 221

Sachverzeichnis 223

Abkürzungen und Dosierungsanweisungen

Abkürzungen

5-FU	5-Fluorouracil
ADV	Adefovir Dipivoxil
AH	alkoholische Hepatitis
AIC	autoimmune Cholangitis
AIH	autoimmune Hepatitis
ALA	δ-Aminolävulinsäure
ALV	akutes Leberversagen
AMA	antimitochondriale Antikörper
ANA	antinukleäre Antikörper
ANCA	anti-Neutrophilen-Cytoplasma-Antikörper
ASFL	akute Schwangerschaftsfettleber
ASH	alkoholische Steatohepatitis
AT III	Antithrombin III
AUC	»area under curve«
BCS	Budd-Chiari-Syndrom
BMI	»body mass index«
CCC	cholangiozelluläres Karzinom
CED	chronisch-entzündliche Darmerkrankung
CLIP	Cancer of the Liver Italian Program
DF	»discriminant function« (Risiko Index)
EF	Auswurffraktion
EPP	erythropoetische Porphyrie
EVR	»early viral response«
FFP	gefrorenes Frischplasma
FHCC	Fibrolamelläres HCC
FNH	fokal noduläre Hyperplasie
H (A–E) V	Hepatitis (A–E) Virus

HB	Hepatoblastom
HBIG	Hepatitis-B-Hyperimmunglobulin
HCC	hepatozelluläres Karzinom
HE	hepatische Enzephalopathie
HELLP	Hämolyse, erhöhte Leberwerte, niedrige Thrombozyten
HPS	hepatopulmonales Syndrom
HPVG	hepatovenöser (portovenöser) Druckgradient
HRS	hepatorenales Syndrom
HWZ	Halbwertszeit
IFN	Interferon
Ig	Immunglobulin(e)
IHSC	intrahepatische Schwangerschaftscholestase
i.S.	im Serum
KG	Körpergewicht
KO	Körperoberfläche
LAM	Lamivudin
LZA	Leberzelladenom
MARS	»molecular adsorbent recirculatory system«
N-ACC	N-Acetylcystein
NAFLD	nichtalkoholische Fettlebererkrankungen
NASH	nichtalkoholische Steatohepatitis
NRH	nodulär regenerative Hyperplasie
NSAR	nichtsteroidale Antirheumatika
PBC	primär biliäre Zirrhose
PCT	Porphyria cutanea tarda
PEI	perkutane Ethanolinjektion
PPS	portopulmonales Syndrom
PSC	primär sklerosierende Cholangitis
PTT	partielle Prothrombinzeit
PVS	peritoneovenöser Shunt
RFA	Radiofrequenzablation
SBP	spontane bakterielle Peritonitis
SMA	Antikörper gegen glatte Muskulatur
SVR	»sustained viral response«
TACE	transarterielle Chemoembolisation

TIPS	transjugulärer portosystemischer Shunt
TMP/SMX	Trimethoprim-Sulfamethoxazol
TNF	Tumor-Nekrose-Faktor
UDC	Ursodeoxycholsäure
UDCA	Ursodeoxycholsäure
UES	undifferenziertes embryonales Sarkom

Dosierungsanweisungen

qd	1-mal täglich
bid	2-mal täglich
tid	3-mal täglich
qid	4-mal täglich

qw	1-mal pro Woche
biw	2-mal pro Woche (an 2 Wochentagen)
tiw	3-mal pro Woche (an 3 Wochentagen)
qiw	4-mal pro Woche (an 4 Wochentagen)

q8h	alle 8 Stunden
q2d	alle 2 Tage
q2Wo	alle 2 Wochen

| qod | jeden 2. Tag |

1

Leber und Medikamente

1.1 Hepatische Biotransformation

Die hepatische Biotransformation umfasst alle biochemischen Vorgänge in der Leber beim Umbau von Fremdsubstanzen. Die Prozesse der Biotransformation erhöhen die Polarität und Wasserlöslichkeit von Medikamenten und erleichtern damit deren biliäre und renale Ausscheidung.

Die hierbei ablaufenden Prozesse lassen sich in Phase-I- und Phase-II-Reaktionen unterteilen (◘ Tabelle 1.1).

Phase-I-Reaktionen sind nicht synthetische Reaktionsschritte, die u.a. Oxidation, Reduktion und Hydrolyse der

◘ **Tabelle 1.1.** Prozesse der Phase-I- und Phase-II-Reaktionen

Phase-I-Reaktionen	Phase-II-Reaktionen
Hydroxylierung	Glukuronidierung
N,O-S-Dealkylierung	Glykosylierung
Dehalogenierung	Sulfatierung
Alkoholoxidation	Methylierung
N,S-Oxidation	Acetylierung
Aminoxidation	Kondensation
Hydratation	Konjugation mit
Reduktion	Glutathion
Hydrolyse	Aminosäuren
Isomerisierung	Fettsäuren
Epoxid-Bildung	
Desulfurierung	

☑ **Tabelle 1.2.** Charakteristika ausgewählter hepatischer Cytochrom-P450-Isoenzyme des Menschen

Cytochrom P450	Substrate (Auswahl)	Induktoren (Auswahl)	Genetischer Polymorphismus
1A2	Acetaminophen	Nikotin	Nein
	Clomipramin	Paracetamol	
	Coffein	Omeprazol	
	Phenacetin		
	Tamoxifen		
	Theophyllin		
	Warfarin		
2A6	Coumarin		
2C9 und 2C19	Diazepam	Barbiturate	Ja
	Hexobarbital	Rifampicin	
	Ibuprophen		
	Naproxen		
	Omeprazol		
	Phenytoin		
	Proguanil		
	Propranolol		
	Ticrynafen		
	Tolbutamid		
	Warfarin		
2D6	Bupranolol	Keine bekannt	Ja
	Clomipramin		
	Clozapine		
	Codein		
	Debrisoquin		
	Dextromethorphan		
	Codein		
	Flecainide		
	Fluoxetin		
	Haloperidol		
	Hydrocodon		

◙ Tabelle 1.2 (Fortsetzung)

Cytochrom P450	Substrate (Auswahl)	Induktoren (Auswahl)	Genetischer Polymorphismus
	Imipramin Metoprolol Mexiletin Nortriptylin Oxycodon Paroxetin Phenformin Propafenon Propoxyphen Risperidon Spartein Thioridazin Timolol Trizyklische Antidepressiva		
2E1	Acetaminophen Enfluran Ethanol Halothan Paracetamol	Phenobarbital Ethanol Isoniazid	Ja
3A4	Acetaminophen Amiodaron Astemizol Cocain Cortisol Cyclosporin A Dapson Diazepam	Barbiturate Carbamazepin Glukokortikoide Makrolid-Antibiotika Phenytoin Rifampicin	Nein

◘ Tabelle 1.2 (Fortsetzung)

Cytochrom P450	Substrate (Auswahl)	Induktoren (Auswahl)	Genetischer Polymorphismus
	Dihydroergotamin		
	Dihydropyridin		
	Diltiazem		
	Ethinyl-Estradiol		
	Erythromycin		
	Indinavir		
	Lidocain		
	Lovastatin		
	Makrolide		
	Methadon		
	Miconazol		
	Midazolam		
	Nifedipin		
	Paclitaxel		
	Progesteron		
	Rapamycin		
	Ritonavir		
	Saquinavir		
	Spironolakton		
	Sulfamethoxazol		
	Tacrolimus		
	Tamoxifen		
	Terfenadin		
	Testosteron		
	Tetrahydrocannabinol		
	Triazolam		
	Verapamil		

Fremdstoffe umfassen und zu Substanzen mit höherer Polarität führen. Wichtigste Bedeutung für die Oxidation von Pharmaka haben die mikrosomalen Monooxygenasen (mischfunktionelle Oxidasen; Hauptkomponente Cytochrom P450). Die Cytochrom-P450-Isoenzyme unterscheiden sich, zum Teil genetisch bedingt, in ihren Substratspezifitäten und Aktivitätsspektren (◘ Tabelle 1.2).

Phase-II-Reaktionen sind synthetische Reaktionen und beinhalten die Konjugation der Fremdsubstanz oder eines ihrer Phase-I-Metaboliten mit aktivierter Glukuronsäure, aktivierter Essigsäure, aktivem Sulfat, Aminosäuren, Methylgruppen, Glutathion, sowie die Bildung von Merkaptursäurederivaten.

In der Regel wird die Toxizität von Fremdstoffen durch Phase-II-Reaktionen herabgesetzt (**Bioinaktivierung, Entgiftung**); allerdings ist während der Biotransformation auch die Bildung intermediärer toxischer Stoffwechselprodukte (**Bioaktivierung, Giftung**) möglich.

1.2   Einflüsse auf den hepatischen Arzneimittelstoffwechsel

Äußere Einflüsse

Auf Holzkohle zubereitete Nahrungsmittel induzieren CYP1A Enzyme, während Grapefruitsaft den CYP3A-vermittelten Stoffwechsel hemmt.

Zigarettenraucher verstoffwechseln aufgrund der durch Nikotin verursachten Induktion von CYP1A2 einige Medikamente schneller als Nichtraucher.

Alter und Geschlecht

Altersabhängige Veränderungen betreffen nicht nur die Leber. Daher kann die Frage nach leberinduzierten Veränderungen der Pharmakokinetik und Pharmakodynamik nicht isoliert betrachtet werden. Im Alter erfahren alle Organe und Gewebe Änderungen ihrer Zusammensetzung. U. a. kommt es zu einer progredienten Abnahme der Nierenfunktion, zu morphologischen und funktionellen Veränderungen am Gastrointestinaltrakt und zu einer veränderten Empfindlichkeit verschiedener Organe gegenüber exogenen Einflüssen. Diese einzelnen Komponenten sind in ihrer Wertigkeit nur sehr schwer voneinander abzugrenzen. Interindividuelle Schwankungen der Stoffwechselraten, die weit über altersbedingten Variationen liegen, erschweren zudem die Interpretation vorliegender Daten. So kann z. B. die hepatische Antipyrinclearance bereits zwischen gesunden Individuen um das Sechsfache differieren.

Trotz dieser Einschränkungen deuten die meisten Studien darauf hin, dass es mit zunehmendem Alter zu einer Abnahme der hepatischen Clearance und Biotransformation von Medikamenten kommt. Phase-I-Reaktionen sind stärker betroffen, während Konjugationsreaktionen nicht eingeschränkt sind.

Die Induktionsfähigkeit mikrosomaler Enzyme bleibt auch im Alter erhalten, während die Extraktion – der First-pass-Effekt – von Medikamenten wie Labetalol, Propranolol, Lidocain und Clomethiazol reduziert ist. Chlordiazepoxid, Chinidin und Theophyllin werden vermindert biotransformiert, während Digitoxin und Prazosin keine Einschränkung ihrer Biotransformation im Alter erfahren.

Altersabhängige Änderungen der Plasmahalbwertszeiten einiger Medikamente sind in ◘ Tabelle 1.3 aufgeführt.

Frauen neigen stärker als Männer zur Entwicklung einer medikamentös-induzierten Hepatitis nach Halothan, Nitrofurantoin, Methyldopa und Sulfonamiden. Männer scheinen hingegen häufiger cholestatische Reaktionen, z. B. nach Flucloxacillin, zu entwickeln. Die Ursachen hierfür sind unbekannt.

❏ **Tabelle 1.3.** Altersabhängige Änderungen der Plasmahalbwertszeiten einiger Medikamente. (Aus Dancygier u. Frühauf 1997)

Arzneimittel	Alter (J)	Plasma ($t_{1/2}$) (h)
Penicillin	30–65	0,35–0,65
Streptomycin	27–75	5,2–8,4
Digoxin	17–77	51–73
Antipyrin	26–78	12–17
Phenobarbital	30–70	20–107
Diazepam	20–70	20–80
Practolol	27–80	7,1–8,6

Genetische Einflüsse

Die Enzyme der Biotransformation unterliegen genetischen Einflüssen; u. a. ist die **Acetylierung von Sulfonamiden und Isoniazid genetisch determiniert.** Sie erfolgt in verschiedenen Bevölkerungsgruppen unterschiedlich schnell. 90% der Japaner, Chinesen und Eskimos sind schnelle Acetylierer, während die Anzahl von schnellen bzw. langsamen Acetylierern in der europäischen Bevölkerung annähernd gleich ist. Idealerweise sollte bei der Applikation von Pharmaka der Acetylierungsphänotyp berücksichtigt werden.

Auch der oxidative Arzneimittelstoffwechsel weist eine genetisch determinierte interindividuelle Variabilität auf.

Ist eine bestimmte Enzymvariante bei ≥1% der Bevölkerung vorhanden, spricht man von **genetischem Polymorphismus.** Er wird meist autosomal-rezessiv vererbt.

Genetische Polymorphismen haben pharmakokinetische und klinische Auswirkungen.

⚠ Die Isoniazid-Hepatitis und das LE-Syndrom unter Procaina-
mid- oder Hydralazintherapie treten vornehmlich bei schnellen
Acetylierern auf.

»Schwache Metabolisierer« weisen nach gleichen Dosen eines
Pharmakons deutlich höhere Plasmaspiegel auf als Personen,
die den Fremdstoff normal verstoffwechseln. Von einem **defi-
zienten Metabolisierer** wird gesprochen, wenn nahezu die gesamte applizierte Dosis eines Pharmakons unverändert im
Urin ausgeschieden wird. Als metabolischer Quotient gilt das
Verhältnis zwischen der Menge des unverändert ausgeschiede-
nen Arzneimittels und seiner Metabolite im Urin.

⚠ 4–10% der europäischen Bevölkerung sind phänotypisch defi-
ziente Metabolisierer, bei denen es durch Abnahme des First-
pass-Effekts und durch Akkumulation zu einer Zunahme der
biologischen Verfügbarkeit eines Pharmakons kommt, falls
die applizierte Dosis nicht reduziert wird.

Wechselwirkungen

Die mikrosomalen mischfunktionellen Oxygenasen der Leber
können durch Fremdsubstanzen induziert oder in ihrer Aktivität gehemmt werden. Induktoren mikrosomaler Enzyme
sind u.a. Barbiturate, Gluthetimid, Dichloralphenazon, Halo-
peridol, Griseofulvin und Alkohol. Phenobarbital induziert
nicht nur die mischfunktionellen Oxidasen, sondern auch
die Glukuronyltransferase, ein Phase-II-Reaktionsenzym.

⚠ Zur Erreichung gleicher Plasmaspiegel sind Pharmaka, die über
das Cytochrom-P450-System abgebaut werden, bei gleichzeitiger Gabe von Enzyminduktoren, höher zu dosieren. Nach Absetzen des Enzyminduktors muss die Dosis reduziert werden,
um nunmehr eine Überdosierung zu vermeiden.
Arzneistoffe, deren Oxidation vornehmlich durch Cytochrom P450 katalysiert wird und deren Stoffwechselprodukte

pharmakologisch wirksamer sind als die Ausgangssubstanz, erfahren durch Enzyminduktoren eine klinische Wirkungsverstärkung. Sie sind bei gemeinsamer Verabreichung mit Enzyminduktoren niedriger zu dosieren.

Werden zwei Medikamente eingenommen, die beide mikrosomal abgebaut werden, kann eine Substanz den Stoffwechsel der anderen hemmen und bei fehlender Dosisanpassung zur Überdosierung führen.

Methylphenidat, Chloramphenicol, Disulfiram, Allopurinol, Dextropropoxyphen und einige H_2-Rezeptorantagonisten hemmen die mikrosomale Metabolisierung zahlreicher Medikamente.

Werden sie über längere Zeit verabreicht, müssen Medikamente, die vorwiegend mikrosomal abgebaut werden, wie z. B. Lidocain, Phenprocoumon, Imipramin, Metronidazol, Propranolol, Metoprolol, Theophyllin, Chlordiazepoxid, niedriger dosiert werden, um Nebenwirkungen zu vermeiden. Die stärkste mikrosomal hemmende Wirkung der H_2-Rezeptorblocker entfaltet das heute nur noch selten eingesetzte Cimetidin. Aber auch H_2-Blocker, die anstelle eines Imidazolringes einen Furanring besitzen, wie Ranitidin, vermögen die mikrosomale Metabolisierung, wenn auch in geringerem Maße, zu hemmen.

Protonenpumpenhemmer werden ausgiebig im Cytochrom-P450-System der Leber, insbesondere CYP2C19 und CYP3A4, metabolisiert. Omeprazol hemmt den hepatischen Abbau von Phenytoin, Diazepam und Phenprocoumon.

Der weit verbreitete Gebrauch von Heilkräutern unter der falschen Vorstellung, es handele sich um natürliche, daher chemie- und nebenwirkungsfreie Stoffe, kann ebenfalls zu unerwünschten Wechselwirkungen mit Arzneimitteln führen.

Die gleichzeitige Einnahme von Cyclosporin A und Hypericum perforatum (Johanniskraut) kann zu einem Abfall der Serumkonzentration des Immunsuppressivums unter den therapeu-

tischen Wirkspiegel führen und eine akute, lebensgefährliche
Abstoßungsreaktion auslösen.

Auch das Ausmaß der Hepatotoxizität wird durch die Induktion oder Hemmung mikrosomaler Enzyme modifiziert. Enzyminduktoren wie Phenobarbital und Alkohol steigern die
Toxizität von Stoffen, wie z. B. Bromobenzol, CCl_4, Acetaminophen, Isoniazid, Valproinsäure und bestimmte antineoplas-
tische Chemotherapeutika, in deren hepatischem Abbau toxische Metabolite anfallen, während die Ausdehnung der durch
Aflatoxin verursachten Nekrosen begrenzt wird.

Biliäre Ausscheidung von Pharmaka

Das genaue Ausmaß der biliären Ausscheidung von Pharmaka
unter physiologischen Bedingungen ist beim Menschen aus
methodischen Gründen nur schwer zu bestimmen. Die Ausscheidung eines Stoffes über die Galle hängt im Wesentlichen
von dessen chemischer Struktur, Polarität und Molekularge-
wicht ab. Gallegängige Pharmaka sind in der Regel hochpolar
und besitzen ionisierbare Gruppen. Die kanalikuläre Hepato-
zytenmembran ist mit trägerabhängigen Transportsystemen
für gallegängige Pharmaka besetzt.

Biliär ausgeschiedene Pharmaka und deren Metabolite
können im Darmlumen oder in der Darmschleimhaut weiter
metabolisiert werden, oder durch Resorption im Ileum in
den enterohepatischen Kreislauf eintreten. Die Kenntnis der
biliären Ausscheidung von Arzneimitteln und ihrer Konzentration in der Galle ist u. a. für deren Einsatz bei biliären Infektionen und bei cholestatischen Erkrankungen von Bedeutung (◘
Tabelle 1.4 und 1.5).

◘ **Tabelle 1.4.** Biliäre Ausscheidung von Pharmaka beim Menschen. (Aus Dancygier u. Frühauf 1997)

Pharmakon	Dosis (mg)	Biliär ausgeschieden (% Dosis/Zeit)
Ampicillin	1000 p.o.	0,03/12 h
Piperacillin	4000 i.v.	13,4/12 h
Mezlocillin	1000 i.m.	2,60/12 h
Cefamandol	1000 i.m.	0,40/2 h
Cefazolin	1000 i.v.	0,12/2 h
Chloramphenicol	3000 p.o.	2,70/24 h
Doxycyclin	200 i.v.	4,00/24 h
Erythromycin	500 p.o.	0,04/12 h
Penicillin G	600 i.v.	0,12/24 h
β-Methyldigoxin	0,2 i.v.	12,4/48 h
Digitoxin	0,6 i.v.	1,50/24 h
Vincristin	0,5 i.v.	21,7/24 h
Acebutolol	300 p.o	5,60/24 h
Practolol	400 p.o.	23–40/48 h
Spironolacton	300 p.o.	5–33/4 d
Phenylbutazon	600 p.o.	9,5/4 d

Auswirkungen chronischer Lebererkrankungen

Patienten mit Lebererkrankungen weisen häufiger als Lebergesunde medikamentöse Nebenwirkungen auf, die mit dem Schweregrad der Lebererkrankung zunehmen.

Pharmaka, die bei einer Leberpassage eine hepatische Extraktion von >60% aufweisen (◘ Tabelle 1.6), zählen zu den **High-clearance-Stoffen** (>800 ml/min; Bioverfügbarkeit <30–40%). Ihre **systemische Clearance hängt in erster Linie von der Leberdurchblutung ab**. Erkrankungen, die mit einem verminderten Leberblutfluss einhergehen, wie Rechtsherzinsuffizienz, Pfortader- oder Lebervenenthrombose, werden in erster

◘ **Tabelle 1.5.** Antibiotikakonzentrationen in der Galle.
(Aus Füssle u. Sziegoleit 2001)

Antibiotikum	Relative Konzentration in der Galle im Verhältnis zum Serum (Serum = 1)
Ampicillin	1–3
Mezlocillin	10–60
Piperacillin	1–6
Sulbactam	<1
Cefazolin	0,3–3
Cefuroxim	0,3–0,8
Cefotaxim	0,2–0,7
Ceftazidim	0,1–0,5
Ceftriaxon	2–5
Cefoperazon	8–12
Imipenem/Cilastatin	<0,1
Gentamicin	0,1–0,6
Clindamycin	3
Metronidazol	1
Vancomycin	0,5
Ciprofloxacin	30
Doxycyclin	2–30
Rifampicin	100

◘ **Tabelle 1.6.** Pharmaka mit hoher Leber-Clearance (hepatische Extraktion >60%). (Aus Dancygier u. Frühauf 1997)

Analgetika	Pentazocin, Meperidin, Propoxyphen, Salicylamid
Sedativa	Clomethiazol
β-Blocker	Propranolol, Labetalol
Antiarrhythmika	Lidocain, Verapamil

◘ Tabelle 1.7. Pharmaka mit niedriger Leber-Clearance (hepatische Extraktion <30%). (Aus Dancygier u. Frühauf 1997)

Analgetika	Paracetamol, Aminopyrin
Barbiturate	Pentobarbital, Hexobarbital, Phenobarbital
Benzodiazepine	Diazepam, Chlordiazepoxid
Xanthine	Coffein, Theophyllin
Antibiotika	Rifampicin, Clindamycin

Linie zu einer reduzierten systemischen Clearance dieser Pharmaka und damit zu deren höherer Bioverfügbarkeit und/oder Toxizität führen. Bei Vorliegen portosystemischer Shunts wird nach oraler Gabe von First-pass-Medikamenten deren systemische Konzentration erhöht sein. Bereits orale Initialdosen können in diesen Fällen zu toxischen Spiegeln und zu einem verzögerten Abfall der Plasmakonzentrationen dieser Stoffe führen.

Medikamente, deren hepatische Extraktion bei einer einzelnen Leberpassage <30% liegt, gehören zu den **Low-clearance-Stoffen** (<300 ml/min; Bioverfügbarkeit >70–80%). Ihre **systemische Clearance hängt im Wesentlichen von der metabolischen Kapazität der Leber ab.** Eine verminderte Leberzellmasse, z. B. bei akutem Leberversagen oder bei einer fortgeschrittenen Leberzirrhose, wird vorwiegend zu einer Abnahme der systemischen Clearance dieser Stoffe führen. Wiederholte Gaben von Medikamenten mit geringer hepatischer Extraktion können dann zur Kumulation führen. Toxische Plasmaspiegel nach einmaliger Applikation sind jedoch nicht zu erwarten (◘ Tabelle 1.7).

Auch eine länger dauernde, ausgeprägte Cholestase führt über eine Abnahme des Gehalts an Cytochrom P450 zur Einschränkung der metabolischen Kapazität der Leber.

◘ **Tabelle 1.8.** Einfluss einer Leberzirrhose auf Clearance, Bioverfüg-barkeit und Akkumulation einiger Medikamente mit hoher hepati-scher Extraktion. (Aus Dancygier u. Frühauf 1997)

Medikament	Clearance (%)[a]	Bioverfügbar-keit (%)[a]	Akkumulation nach oralen Gaben (%)
Pethidin	60	160	270
Pentazocin	50	350	700
Clomethiazol	70	1150	1700
Metoprolol	76	170	220
Propranolol	60	160	280
Labetalol	70	190	270
Verapamil	50	240	490

[a] Bezogen auf Normalwert.

🛈 **Antipyrin** gilt als Modellsubstanz für Arzneimittel mit niedriger hepatischer Clearance, **Indocyaningrün** für solche mit hoher hepatischer Clearance.

Aus dem Gesagten folgt, dass bei chronischen Lebererkran-kungen eine Dosisanpassung von Medikamenten erfolgen muss. Für Pharmaka, die eine hohe hepatische Clearance auf-weisen, wird die Anpassung der Dosis von dem Verabrei-chungsweg mitbestimmt. Während die Dosis einer i.v.-Gabe nur etwa auf die Hälfte reduziert werden muss, müssen orale Dosen z.T. 5- bis 10-mal niedriger als bei Normaldosierung angesetzt werden, um toxische Plasmaspiegel zu vermeiden (◘ Tabelle 1.8).

Medikamente mit einer niedrigen hepatischen Clearance müssen bei fortgeschrittener Leberzirrhose, unabhängig vom Verabreichungsweg, 2- bis 4-mal niedriger dosiert werden (◘ Tabelle 1.9).

Ihre Bioverfügbarkeit ist nach Einzeldosen, ob i.v. oder oral, nicht wesentlich erhöht.

Medikament	Clearance (%)[a]
Chlordiazepoxid	40
Diazepam	25
Nitrazepam	70
Hexobarbital	50
Chloramphenicol	35
Cefoperazon	50
Clindamycin	50
Metronidazol	40
Naproxen	40
Sulindac	30
Paracetamol	80
Triamteren	10
Theophyllin	30

◘ **Tabelle 1.9.** Einfluss einer Leberzirrhose auf die Clearance einiger Medikamente mit niedriger hepatischer Extraktion. (Aus Dancygier u. Frühauf 1997)

[a] Bezogen auf Normalwert.

Als weiterer Faktor ist die therapeutische Breite eines Medikaments zu berücksichtigen.

Bei Medikamenten mit einer hohen therapeutischen Breite wird – auch bei schweren Lebererkrankungen – häufig keine wesentliche Dosisanpassung erforderlich sein.

Chronische Lebererkrankungen beeinträchtigen stärker Phase-I-Reaktionen, während Phase-II-Reaktionen relativ lange ungestört ablaufen.

Eine Dosisreduktion ist nur für solche Medikamente erforderlich, die vorwiegend durch Phase-I-Reaktionen verstoffwechselt werden, wie z.B. der Protonenpumpenhemmer Lansoprazol. Da die Kapazität der Hepatozyten für Konjugationsreaktionen außerordentlich groß ist und diese Reaktionen auch

bei chronischen Lebererkrankungen nicht nennenswert eingeschränkt sind, ist die Clearance von Medikamenten, die vorwiegend durch Phase-II-Reaktionen verstoffwechselt werden,
auch bei fortgeschrittener Leberzirrhose nicht wesentlich vermindert. Diese Medikamente, z. B. Lorazepam, Oxazepam, Temazepam, Clofibrat, Ketoprofen, bedürfen keiner Dosisanpassung bei chronischen Lebererkrankungen.

Es stellt sich abschließend die Frage, ob in Analogie zu
chronischen Nierenerkrankungen auch bei Leberkrankheiten
Dosisanpassungstabellen für Arzneimittel erstellt werden
können. Während die Kreatinin-Clearance ein zuverlässiger
Parameter der Nierenausscheidungsfunktion ist, der in einer
festen Beziehung zur Zahl funktionstüchtiger Nephren steht
und die renale Elimination von Pharmaka voraussagen lässt,
existieren für die Leber keine analogen Funktionsuntersuchun-
gen.

> ⓘ Es gibt keinen globalen hepatischen Funktionstest, der in
> der Lage ist, die Pharmakokinetik eines Medikamentes bei
> einer chronischen Lebererkrankung zuverlässig vorauszusa-
> gen.

Auch die Korrelation der Eliminationen verschiedener Marker-
substanzen, deren Ausscheidungswege gut bekannt sind, wie
z. B. Indocyanin, Aminopyrin oder Galaktose erlaubt keine si-
chere Aussage hinsichtlich der Fähigkeit der Leber, Arzneimittel zu verstoffwechseln.

> ⓘ Die klinische Anwendung von Pharmaka bei chronisch Leber-
> kranken lässt sich daher nicht berechnen und beruht in letzter
> Konsequenz auf dem Wissen und der klinischen Erfahrung des
> behandelnden Arztes.

Im individuellen Fall lautet die Devise nach wie vor »give, wait
and see«.

Infektiöse Lebererkrankungen

2.1 Hepatitis A und E

Hepatitis A

Die Hepatitis A ist weltweit verbreitet und die häufigste akute Virushepatitis. In Deutschland sind Erkrankung und Tod aufgrund einer Hepatitis A meldepflichtig. In aller Regel verläuft die Infektion als selbstlimitierende Erkrankung, die bei nahezu allen Patienten innerhalb von etwa 1–2 Monaten klinisch und laborchemisch vollständig und folgenlos ausheilt. Protrahiert cholestatische oder, insbesondere bei Kindern, rezidivierende Verläufe sind selten. Eine chronische Verlaufsform mit Entwicklung einer Leberzirrhose oder eines hepatozellulären Karzinoms wird nicht beobachtet. Fulminante Verläufe mit akutem Leberversagen treten in < 1% der Fälle auf, vornehmlich bei i.v.-Drogenabhängigen, älteren Patienten oder solchen mit Vorerkrankungen.

Prophylaxe

Zur Virusinaktivierung steht neben der Pasteurisierung die Dampferhitzung oder eine psoralen/Ultraviolett-A-Behandlung zur Verfügung.

Zur Expositionsprophylaxe ist neben der Beachtung allgemeiner Hygienemaßnahmen durch den Patienten und Kontaktpersonen die Unterbringung in einem Einzelzimmer mit eigenem Bad und WC, insbesondere bei Stuhlinkontinenz, anzustreben, aber nicht zwingend erforderlich.

Immunprophylaxe

🕛 Gewöhnliches Immunglobulin (Ig) hat einen genügend hohen Anti-HAV-Titer (ca. 100 IU/l) und schützt vor Ansteckung mit HAV.

Passive Immunisierung. Haushaltskontakte von Patienten mit akuter Hepatitis A sind durch die möglichst umgehende **einmalige Gabe von Ig 0,02 ml/kgKG i.m.** vor Ansteckung geschützt.

Vor Gabe des Ig ist eine Testung auf das Vorliegen von Anti-HAV-Antikörpern nicht erforderlich.

🕛 Die **Schutzwirkung hält nur 4–5 Wochen an.**

Da der Patient ca. 2–3 Wochen nach Erkrankungsbeginn nicht mehr ansteckend ist, braucht die Ig-Gabe nicht wiederholt zu werden.

🕛 Reisende in hepatitisverseuchte Endemiegebiete sollten zur **Präexpositionsprophylaxe** vor der Reise **Ig 0,06–0,12 ml/kgKG i.m.** erhalten, entsprechend ca. 5 ml bei Erwachsenen und 2 ml bei Kindern bis 20 kg bzw. 2 und 1 ml bei Verwendung des hyperimmunen Hepatitis-A-Ig.

Hält der Aufenthalt länger als 3 Monate an oder führen wiederholte Reisen zu erneuten Expositionen, wird diese Dosis nach etwa 4 Monaten erneut appliziert. Auf die weitere Gabe von Ig kann verzichtet werden, da davon auszugehen ist, dass der Patient in der Zwischenzeit auf natürlichem Weg eine Immunisierung erfahren hat.

🕛 In der postexpositionellen Prophylaxe, 2–3 Wochen nach engem Kontakt mit infizierten Personen, reichen bei **Erwachsenen 2 ml** und bei Kindern 1 ml **Standard-Ig i.m.** aus (entsprechend 1 bzw. 0,5 ml Hyperimmun-Ig bei Erwachsenen bzw.

bei Kindern), um den Ausbruch der Erkrankung zu verhindern oder ihren Verlauf zu mitigieren.

Aktive Immunisierung. Die folgende Übersicht fasst die wichtigsten Indikationen für die aktive Hepatitis-A-Impfung (STIKO 1995) zusammen.

Indikationen für die aktive Hepatitis-A-Impfung (STIKO 1995)

- Reisende in Endemiegebiete
  einschließlich beruflich Tätiger/Entwicklungshelfer/ Diplomaten
- Personal
  (Fach- und Pflegepersonal sowie ggf. Küchen- und Reinigungskräfte)
  - medizinischer Einrichtungen/Labors (Pädiatrie, Infektionsmedizin)
  - in Betreuungseinrichtungen für Kinder, Behinderte oder ältere Menschen
  - Kanalisations- und Klärwerksarbeiter
- Kinder
  - in Behindertenheimen (anti-HAV negativ)
  - mit chronischen Lebererkrankungen (anti-HAV negativ)
  - vor 1. Reise in Endemiegebiete (in Deutschland geboren)
- Kontaktpersonen von Hepatitis-A-Erkrankten
- Hämophilie-Patienten (anti-HAV negativ)
- Patienten mit chronischen Lebererkrankungen
  - Hepatitis B (anti-HAV negativ)
  - Hepatitis C (anti-HAV negativ)
  - vor bzw. nach einer geplanten Lebertransplantation (anti-HAV negativ)
- i.v.-Drogenabhängige (anti-HAV negativ)
- homosexuell aktive Männer
- Bundeswehrangehörige

◘ Tabelle 2.1. Aktive Immunisierung gegen Hepatitis A: Präparate, Darreichungsform, Applikationsweise und Impfplan

ERWACHSENE	Havrix 1440®	Vaqta®	Twinrix[a]
Hersteller	SmithKline Beecham Pharma	Chiron Behring, Pasteur Mérieux MSD	SmithKline Beecham Pharma
Altersgruppe	> 12. Lj.	> 17. Lj.	> 15. Lj.
1 Dosis (ml)	1	1	1
Hepatitis-A-Impfstoff	1440 Units	50 Einheiten	720 Units
Hepatitis-B-Impfstoff	–	–	20 µg
Anzahl der Injektionen	2	2	3
Applikationsort	i.m. (s.c.)	i.m.	i.m. (s.c.)
Zeitpunkt der Injektionen (Monate)	0+6−12	0+ca. 6	0+1+6
KINDER	Havrix Kinder®	Vaqta® K pro infantibus	Twinrix Kinder®
Hersteller	SmithKline Beecham Pharma	Chiron Behring, Pasteur Mérieux MSD	SmithKline Beecham Pharma
Altersgruppe	1.–12. Lj.	2.–17. Lj.	1.–15. Lj.
1 Dosis (ml)	0,5	0,5	0,5
Hepatitis-A-Impfstoff	360 Units	25 Einheiten	360 Units
Hepatitis-B-Impfstoff	–	–	10 µg
Anzahl der Injektionen	3	2	3
Applikationsort	i.m. (s.c.)	i.m.	i.m. (s.c.)
Zeitpunkt der Injektionen (Monate)	0+1+6−12	0+6−18	0+1+6

[a] Kombinationsimpfstoff gegen Hepatitis A und B.

Als Impfstoff steht ein inaktiviertes Virus zur Verfügung. An der Herstellung einer rekombinanten Vakzine durch Klonierung von HAV wird derzeit gearbeitet.

Neben aktiven Impfstoffen gegen die Hepatitis A steht seit Januar 1997 ein Kombinationspräparat aus gentechnologisch hergestellter HBV-Vakzine und einem aktiven Hepatitis-A-Impfstoff zur Verfügung (◘ Tabelle 2.1).

Bereits niedrige Titer spezifischer, durch aktive Immunisierung induzierter Antikörper entfalten eine hohe Schutzwirkung.

Die Serokonversionsrate beträgt nach einem Monat 96%. Patienten mit einer chronischen Hepatitis B oder C entwickeln ebenfalls eine befriedigende Immunantwort.

Mit einer reduzierten Immunantwort muss gerechnet werden bei alten Menschen oder Patienten mit Immundefekten, z. B. Organtransplantierte oder Dialysepatienten.

Die protektive Wirkung der induzierten Antikörper hält etwa 1–2 Jahre an, aber bereits mit einer Auffrischdosis sind Antikörperspiegel etwa 6–7 Jahre lang detektierbar.

Ob die Immunität auch unter nicht mehr nachweisbaren Antikörperspiegeln anhält, wie für die Hepatitis-B-Impfung gezeigt (vermutlich auf Grund einer zellulären Abwehrkomponente), ist offen.

Über die **postexpositionelle aktive Impfung** gibt es noch sehr wenige Daten. Im Tierversuch schienen die 1 und 3 Tage nach einer künstlichen Infektion geimpften Schimpansen ebenfalls von der Impfung zu profitieren.

Therapie

Da die Hepatitis A nahezu immer folgenlos abheilt, ist eine spezifische Therapie nicht erforderlich. Die Beschwerden werden symptomatisch behandelt.

Strenge Bettruhe und eine »Leberdiät« haben keinen Einfluss auf den Verlauf der Erkrankung. Zur Therapie fulminanter Verläufe mit akutem Leberversagen ▶ s. Kap. 7.

Eine über mehrere Monate rezidivierende, **protrahiert verlaufende cholestatische Hepatitis** mit persistierendem Ikterus und Pruritus spricht in der Regel gut auf eine kurze und niedrig dosierte Behandlung mit Kortikosteroiden an.

> **Prednisolon 30 mg p.o. qd**, rasch ausschleichend über 3 Wochen, führt zu einem schnellen Rückgang der quälenden Symptome.

In Anbetracht der auch für diese Verlaufsform letztlich hervorragenden Prognose ist dieses Vorgehen jedoch nicht zwingend. In seltenen Fällen ist im Anschluss an eine cholestatische Hepatitis ein akutes Nierenversagen beobachtet worden.

Hepatitis E

Das Hepatitis-E-Virus (HEV) ist – ähnlich wie das HAV – besonders in Ländern mit niedrigem sozioökonomischem Standard verbreitet. Epidemisch tritt die Erkrankung vorwiegend bei Überschwemmungen oder anderen Problemen der Abwasserentsorgung (Flüchtlingslager) auf, in Einzelfällen auch sporadisch. Außerhalb der Endemiegebiete werden Erkrankungen nur beobachtet, wenn sie reiseassoziiert in den Endemiegebieten erworben und importiert wurden. In Deutschland beträgt die Seroprävalenz von HEV-

Antikörpern bei Gesunden ca. 1%. Bei Patienten mit einer Non-A-non-B-non-C-Hepatitis liegt sie bei etwa 2%.

Die Erkrankung ist weniger kontagiös als die Hepatitis A. Eine Übertragung durch persönlichen Kontakt mit HEV-Infizierten ist – im Gegensatz zur Hepatitis-A-Infektion – sehr selten.

Die Hepatitis E verläuft in der Regel akut, ikterisch und nach 1–2 Monaten selbstlimitierend. Die komplette und folgenlose klinische und biochemische Ausheilung ist die Regel. Fulminante Verläufe sind selten, aber, insbesondere bei Schwangeren im 3. Trimenon, mit Sterblichkeitsraten von 10–20% beschrieben. Chronische Verläufe oder ein HEV-Träger-Status sind nicht bekannt.

Prophylaxe

Eine aktive oder passive Immunisierung gegenüber dem HEV steht bislang nicht zur Verfügung. Es gibt keinen Beweis dafür, dass die Gabe von normalen Immunglobulinen die HEV-Infektion verhindern kann.

Therapie

Die Therapie der akuten Hepatitis E beschränkt sich auf die symptomatische Behandlung der Beschwerden des Patienten. Zur Therapie fulminanter Verläufe mit akutem Leberversagen ▶ s. Kap. 7.

2.2 Hepatitis B und D

Akute Hepatitis B

Für die akute Hepatitis B gibt es derzeit keine wirksame medikamentöse Therapie, die imstande wäre, die Virusausscheidung zu beschleunigen, den Krankheitsverlauf zu verkürzen oder den Übergang in einen chronischen Verlauf zu verhindern. Bedenkt man die im Erwachsenenalter mit über 95%

sehr hohe Spontanheilungsquote der akuten Hepatitis B, erscheint eine Pharmakotherapie ohnehin wenig sinnvoll.

Chronische Hepatitis B

Eine chronische Hepatitis-B-Infektion liegt vor, wenn das HBsAg über 6 Monate nach der akuten Infektion nachweisbar ist. Sie ist Ausdruck einer ungenügenden Immunelimination des HBV.

Der Übergang in eine chronische Hepatitis B entwickelt sich bei weniger als 5% der Erwachsenen, im Kleinkindesalter in etwa 30% und bei Neugeborenen in 90% der Fälle.

Je nach Vorhandensein oder Fehlen des HBeAg wird eine **HBeAg-positive** von einer **HBeAg-negativen** chronischen Hepatitis B unterschieden. Die HBeAg-negative chronische Hepatitis stellt in der Regel keine Primärinfektion mit mutierten Viren dar. Es handelt sich meist um die späte Phase einer primär HBeAg-positiven chronischen Hepatitis, bei der es zu einer Mutation mit Verlust der HBeAg-Expression gekommen ist (»Escape-Mutante«).

Im Gegensatz zu früheren Auffassungen, weiß man heute, dass die HBeAg-negative chronische Hepatitis B weltweit verbreitet ist. Sie ist meist hoch replikativ (HBV-DNA $> 10^5$ Kopien/ml), zeichnet sich durch hohe ALT-Werte i.S., einen hohen histologischen Aktivitätsindex (jeder 3. Patient hat bei der Erstdiagnose bereits eine Leberzirrhose!) und durch seltenere spontane Remissionen als die HBeAg-positive chronische Hepatitis aus.

Therapieindikation

Behandelt werden HBeAg-positive und -negative Patienten mit aktiver Virusreplikation (hoch replikative chronische Hepatitis B; HBV-DNA-Spiegel $> 10^5$ Kopien/ml), erhöhten ALT-Konzentrationen (> 2-mal oberer Normwert) und histologisch mittelgradig bis stark ausgeprägter nekroinflammatorischer Aktivität. Patienten mit normalen oder gering erhöhten ALT-Werten (< 2fach über der Norm) oder mit niedrig replikativer Erkrankung haben nur geringe Aussichten auf einen Therapieerfolg. In diesen Fällen kann unter Verlaufskontrollen der klinischen Zeichen und der Laborparameter abgewartet werden.

Therapieziele

Klinische Ziele

- Lebensverlängerung durch Verhinderung der Entwicklung einer Leberzirrhose und eines hepatozellulären Karzinoms,
- bei bereits bestehender Zirrhose Verhinderung der Dekompensation.

Serologische Ziele

- Serokonversion von HBeAg zu Anti-HBe,
- dauerhafte, signifikante Reduktion der HBV-DNA i. S. (partielle Therapieantwort),
- dauerhafter und vollständiger Verlust der HBV-DNA (komplette Therapieantwort).

In der Regel geht die Serokonversion mit einem Abfall der HBV-DNA i. S., einer Normalisierung der ALT-Werte und einem Rückgang der nekroinflammatorischen Aktivität und der Fibrose einher.

Die **spontane Serokonversionsrate** liegt bei 8–15%/Jahr. Ältere Menschen, Frauen und Patienten mit hohen ALT-Werten (> 5-mal oberer Normwert) – Ausdruck einer starken Immunantwort – weisen höhere spontane Serokonversionsraten als junge Patienten, Männer und Infizierte mit geringgradig erhöhten ALT-Werten auf.

Therapie der chronischen Hepatitis B

Für die Behandlung der chronischen Hepatitis B stehen gegenwärtig

- **Interferone** sowie
- **Nukleosidanaloga** (Lamivudin und Adefovir Dipivoxil)

zur Verfügung.

Zahlreiche weitere Nukleosidanaloga (Emtricitabin, Entecavir, Famciclovir, Ganciclovir, Clevudin, Telbivudin, Tenofovir) sind in Erprobung.

> Die Therapie der chronischen Hepatitis B ist derzeit eine **Monotherapie.**

Kombinationen der einzelnen Substanzen, analog zur HIV-Erkrankung, werden erprobt.

Interferon-α

Interferone (IFN) sind eine heterogene Familie von Glykoproteinen, die in kernhaltigen Zellen gebildet werden. Es werden **3 Hauptklassen** (α, β, γ) und zahlreiche **Subtypen** (16 bei IFN-α) unterschieden.

Wirkmechanismen. Interferone haben antivirale, antiproliferative und immunmodulatorische Eigenschaften.

Nach Interaktion mit Oberflächenrezeptoren auf Zielzellen bewirken IFN eine Reihe komplexer intrazellulärer Veränderungen, vornehmlich aber die Induktion verschiedener Proteine und Enzymsysteme, wie z. B. der $2',5'$-Oligoadenylatsynthetase, die zu einem vermehrten Abbau viraler RNA führt. Die genauen Wirkmechanismen sind noch weitgehend unklar.

Pharmakologie. Nach s.c.-Applikation liegt die Bioverfügbarkeit bei 90%. Spitzenwerte i. S. werden nach ca. 6–8 (IFN-α2a) bzw. 3–12 h (IFN-α2b) erreicht. Die HWZ beträgt 5 (IFN-α2a) bzw. 3 h (IFN-α2b) und die Ausscheidung erfolgt primär renal (glomeruläre Filtration, tubuläre Resorption und tubulärer Abbau).

Wechselwirkungen. IFN hemmen CYP1A2. IFN können die unerwünschten Wirkungen von ACE-Hemmern, insbesondere die Entwicklung einer Granulozytopenie, fördern und die gerinnungshemmenden Wirkungen von Warfarin/Phenprocoumon verstärken.

Durchführung der Therapie und Ergebnisse. Indikatoren für das Ansprechen auf eine IFN-Therapie sind in erster Linie eine
- geringe Viruslast (HBV-DNA $< 10^5$ Kopien/ml),
- hohe Aminotransferasenspiegel ($>$ 5-mal oberer Normwert),
- hohe entzündliche Aktivität und
- Fehlen einer Leberzirrhose.

> Das derzeit effektivste Therapieschema besteht in der Gabe von IFN-α5–6 MU s.c. qd oder IFN-α 9–10 MU s.c. tiw×4–6 Monate.

Hierunter wird das HBV im Vergleich zum Spontanverlauf etwa 2- bis 3-mal häufiger eliminiert (ca. 35 vs. 13%).

> Eine längere Therapiedauer ist bei Patienten mit HBeAg-positiver chronischer Hepatitis nicht wirksamer. Kürzere Therapiekurse gehen jedoch mit geringeren Erfolgsraten einher.

Zur **Verlaufskontrolle** werden zunächst alle 2 Wochen, später monatlich körperliche Untersuchungen durchgeführt und das Blutbild sowie die Aminotransferasen bestimmt. Alle 3 Monate sollten HBeAg, Anti-HBe und HBV-DNA (quantitativ) bestimmt werden sowie eine Kontrolle der Schilddrüsenparameter (TSH, MAK, TAK) erfolgen.

Ein **Ansprechen auf IFN** führt zu einem frühen antiviralen Effekt mit Reduktion der HBV-DNA i. S. um bis zu 50% innerhalb von 5 Monaten nach Therapiebeginn. Demgegenüber bleiben die Konzentrationen der Aminotransferasen zunächst relativ unverändert, bis sie 8–10 Wochen nach Therapiebeginn plötzlich ansteigen (»flare-up«). Dies **darf nicht zum Absetzen des IFN führen,** es ist als prognostisch günstiges Zeichen zu werten.

Es folgt der Übergang in die niedrig replikative Phase der Infektion mit Verlust des HBeAg binnen 10 Monaten nach Beginn der IFN-Therapie und schließlich die Normalisierung der Aminotransferasen-Spiegel innerhalb von ca. 1 Jahr nach Therapiebeginn.

> 🛈 Die Beendigung der HBV-Replikation (Serokonversion von HBeAg zu Anti-HBe und HBV-DNA-Elimination) gelingt bei nur etwa 35% der mit IFN-α behandelten Patienten, aber bei 80% dieser Responder ist sie dauerhaft. Bei dieser Patientengruppe wirkt IFN-α lebensverlängernd.

Einige Patienten (10%) eliminieren zwar die HBV-DNA und das HBeAg aus dem Serum, bleiben aber – bei normalen Aminotransferasen – zunächst mehrere Jahre Anti-HBe-negativ, ehe es schließlich doch zur Bildung von Anti-HBe kommt. Bedeutung und Ursache dieses Verlaufs sind nicht klar. Da diese Markerkonstellation aber mit dem Risiko einer Reaktivierung der Erkrankung einherzugehen scheint, sind regelmäßige Nachuntersuchungen geboten.

Der endgültige Verlust von HBsAg erfordert mehrere Jahre. 6 Monate nach Serokonversion zu Anti-HBe sind nur ungefähr 10% der initial erfolgreich behandelten Patienten HBsAg-negativ, nach 12 Monaten sind es 20% und innerhalb von 6 Jahren nach Serokonversion verlieren schließlich 65% der IFN-Responder das HBsAg (und die HBV-DNA; **komplette HBV-Elimination**). Mit der hochempfindlichen PCR kann bei etwa 2/3 der sog. gesunden HBsAg-Träger noch eine minimale Virämie i. S., in der Leber oder in peripheren mononukleären Blutzellen nachgewiesen werden.

Bei Patienten, die mit **Prä-Core-Mutanten (HBeAg-negative chronische Hepatitis)** infiziert sind, wird der charakteristische Anstieg der Aminotransferasen unter IFN-α nicht beobachtet.

Die Aminotransferasen-Spiegel gehen vielmehr kontinuierlich zurück. Als Parameter für das Ansprechen auf die Therapie gilt hier neben der Normalisierung der Aminotransferasen die signifikante Reduktion oder die Elimination der HBV-DNA i. S., die in etwa 50–90% der Fälle erreicht wird. Nach Absetzen des Interferons kommt es jedoch bei der Mehrzahl der Patienten zu einem Rückfall mit Wiederanstieg der HBV-DNA und der Aminotransferasen.

> Bei Patienten mit einer HBeAg-negativen chronischen Hepatitis wird eine IFN-Therapie über 12–24 Monate empfohlen.

Rückfälle nach Absetzen der IFN-Therapie mit erneutem Anstieg der Aminotransferasen und Wiederauftreten von Replikationsmarkern (HBeAg und HBV-DNA) treten in einer Nachbeobachtungszeit von 3–7 Jahren bei etwa 15% der primär erfolgreich behandelten Patienten mit chronischer Hepatitis B auf. Reaktivierungen ereignen sich meist innerhalb von 12–24 Monaten nach Therapieende und treten auch bei nur geringer entzündlicher Aktivität auf.

> Reaktivierungen beruhen meist auf dem HBV-Wildtyp (83%), der nicht vollständig aus der Leber oder den extrahepatischen Kompartimenten entfernt wurde oder der Entstehung von Prä-Core-Mutanten (17%).

Nebenwirkungen. Die Nebenwirkungen der Interferone sind in der nachfolgenden Übersicht zusammengefasst. Die Zahlenangaben in Klammern beziehen sich auf die Häufigkeit des Auftretens der einzelnen Nebenwirkungen.

2

Nebenwirkungen der Interferone

- Lokale Entzündungsreaktion an der Applikations-
  stelle (30%)
- Grippale Symptome (90%)
  - Abgeschlagenheit
  - Fieber
  - Myalgien
  - Arthralgien
  - Kopfschmerzen
- Kardiovaskulär (10%)
  - Brustschmerz
  - Ödeme
  - Hypertonie
  - Hypotonie
  - Herzinsuffizienz
  - Arrhythmien (insbesondere supraventrikuläre
    Tachykardie)
  - Zyanose
- Psychisch-neurologisch
  - Depressionen, Suizidtendenzen (15%)
  - Müdigkeit (90%)
  - Kopfschmerzen (50%)
  - Schwindel (20%)
  - Reizbarkeit (15%)
  - Schlafstörungen (15%)
  - Verwirrtheit (10%)
  - Halluzinatorische Psychosen
  - Parästhesien (7%)
  - Krampfanfälle
  - Tinnitus, Hörverlust
  - Periphere Neuropathie
  - Wadenkrämpfe
- Dermatologisch
  - Makulopapulöses Exanthem an Stamm und Ex-
    tremitäten (7–18%)
  - Haarausfall (20%)

▼

- – Pruritus (13%)
- – Diffuses Erythem
- – Urtikaria
- ▬ Endokrin und metabolisch
  - – Hypokalzämie (10–50%)
  - – Hyperglykämie (33–39%)
  - – Hyperphosphatämie (2%)
  - – Hyponatriämie (SIADH) (<1%)
  - – Hypertriglyzeridämie (<1%)
- ▬ Gastrointestinal und hepatisch
  - – Appetitlosigkeit (30–70%)
  - – Übelkeit (30–50%)
  - – Erbrechen (in der Regel mild; 10–30%)
  - – Diarrhö (22–34%)
  - – Erhöhung der AST (80%)
  - – Erhöhung des Bilirubins (30%)
  - – Erhöhungen der alkalischen Phosphatase (48%)
  - – Geschmacksstörungen (bis zum Geschmacks-
    verlust; 13%)
  - – Pankreatitis (<5%)
  - – Mundtrockenheit
  - – Abdominelle Krämpfe
  - – Meteorismus
- ▬ Hämatologisch
  - – Knochenmarksuppression (30–70%)
  - – Granulozytopenie (30–70%)
  - – Thrombozytopenie (22–70%)
  - – Anämie (25–65%)
- ▬ Immunologisch
  - – Exazerbation von Autoimmunerkrankungen
    (z. B. Thyreoiditis)
  - – Bildung von Antikörpern gegen IFN

2

- Urogenital
  - Proteinurie (15–25%)
  - Interstitielle Nephritis, nephrotisches Syndrom
  - Impotenz (6%)
  - Menstruationsunregelmäßigkeiten
- Pulmonal
  - Husten (27%)
  - Oropharyngeale Reizung (14%)
  - Dyspnoe (7%)
  - Bronchiolitis obliterans organisierende Pneumonie (kryptogene organisierende Pneumonie)
  - Interstitielle Pneumonitis
- Okulär
  - Retinopathie
  - subkonjunktivale und Retinablutungen
  - Sehverluste
  - Konjunktivitis
- HNO
  - Epistaxis (4%)
  - Rhinitis (3%)

Die akuten Nebenwirkungen, insbesondere die grippale Symptomatik, stellen sich ca. 1–4 h nach der ersten Applikation ein und lassen mit der 3. oder 4. IFN-Injektion allmählich nach. Durch eine abendliche subkutane IFN-Applikation und prophylaktische oder therapeutische Gaben von 1 g Paracetamol lassen sich die grippeähnlichen Nebenwirkungen in der Regel gut kupieren.

Bereits nach einwöchiger Therapie tritt eine Thrombo- und Granulozytopenie auf, die während der gesamten Dauer der IFN-Therapie fortbesteht. Nach Absetzen des IFN kehren die Werte zur Norm zurück.

Die Anämie beginnt nach 6–10 Tagen und erreicht ihre stärkste Ausprägung nach etwa 14 Tagen. In den meisten Fällen normalisieren sich die Hb-Werte trotz weiterer IFN-Gabe.

Eine Dosisreduktion aufgrund von Nebenwirkungen ist lediglich bei 5–20%, die Beendigung der Therapie bei nur etwa 4% der Patienten erforderlich.

Im Gegensatz zu den Nukleosidanaloga ist ein abruptes Absetzen der IFN-Therapie möglich, ohne Gefahr einer akuten Exazerbation der Hepatitis.

Eine Resistenzentwicklung des HBV tritt unter IFN-Therapie nicht auf.

Kontraindikationen für eine Therapie mit IFN-α

- Dekompensierte Leberzirrhose
- Ausgeprägte Thrombopenie (< 50.000/µl) und/oder Leukopenie (< 2000/µl)
- Zerebrales Anfallsleiden
- Depressionen
- Schwangerschaft
- Immunsuppression (AIDS, Z. n. Organtransplantation, Medikamente)
- Autoimmunerkrankungen (z. B. Thyreoiditis, Autoimmunhepatitis)
- Herzerkrankungen (Herzinsuffizienz, koronare Herzkrankheit, insbesondere tachykarde Rhythmusstörungen)
- Schwere Niereninsuffizienz

Lamivudin

Lamivudin ist ein Nukleosidanalogon, das L(–)-Enantiomer des (2′,3′-didesoxy-) 3′-Thiacytidine (3TC).

Wirkmechanismus. Lamivudin hemmt die Reverse-Transkriptase-Funktion der HBV-DNA-Polymerase und inhibiert damit

◘ Tabelle 2.2. Dosisanpassung von Lamivudin an die Kreatinin-Clearance (ClCr)

ClCr (ml/min)	Lamivudin-Erst-dosis (mg p.o. qd)	Lamivudin-Folge-dosen (mg p.o. qd)
30–49	100	50
15–29	100	25
5–14	35	15
< 5	35	10

die Virusreplikation. Die Monophosphatform des Lamivudin wird durch die HBV-DNA-Polymerase in die virale DNA inkorporiert und führt zu einem Kettenabbruch der DNA.

Pharmakologie. Lamivudin wird nach oraler Gabe gut resorbiert, gleichzeitige Nahrungsaufnahme verändert nicht die AUC. Die Proteinbindung beträgt < 36%, die HWZ bei Erwachsenen 5–7 h, die Ausscheidung erfolgt unverändert im Urin.

Bei Niereninsuffizienz ist eine Dosisanpassung erforderlich (◘ Tabelle 2.2).

Trimethoprim/Sulfamethoxazol vermindert die renale Clearance von Lamivudin.

Durchführung der Therapie und Ergebnisse.

❗ Die **Tagesdosis** bei Erwachsenen beträgt **100 mg p.o. qd.**

Zur **Verlaufskontrolle** werden zunächst in 4-, später in 6- bis 8-wöchentlichen Abständen körperliche Untersuchungen durchgeführt und die Konzentrationen der Aminotransferasen, der CK, Amylase oder Lipase bestimmt. Alle 3 Monate sollte die Bestimmung des HBeAg, Anti-HBe und der HBV-DNA (quantitativ) erfolgen.

Die **Therapiedauer** beträgt üblicherweise 1 Jahr. Möglicherweise kann durch Verlängerung der Therapie um 4–6 Monate nach der HBeAg-Serokonversion der Therapieeffekt verbessert werden.

Kommt es nach Beendigung der Therapie zu einem Rezidiv der Hepatitis, sollte Lamivudin in gleicher Dosierung erneut angesetzt werden.

Bei Patienten, die nach einjähriger Therapie keine HBeAg-Serokonversion zeigen, ist im Einzelfall abzuwägen, ob die Lamivudin-Therapie fortgesetzt (Therapieerfolg unsicher, Risiko der Resistenzentwicklung) oder beendet werden soll.

Abruptes Absetzen von Lamivudin kann bei chronischer HBeAg-positiver Hepatitis zu akuten Exazerbationen, in Einzelfällen mit fulminantem Leberversagen, führen.

In einer Dosierung von 100 mg qd ist Lamivudin gut verträglich, und die bei der Therapie HIV-Infizierter beobachteten **Nebenwirkungen**, wie Pankreatitiden, Neuropathien oder Laktatazidosen werden bei der Therapie der Hepatitis B kaum gesehen. **Die gleichzeitige Einnahme eines Nukleosidanalogons mit Ribavirin kann das Risiko einer Laktatazidose erhöhen.** Die Lamivudin-Monotherapie von Patienten mit unerkannter HIV-Infektion kann zu einer raschen HIV-Resistenz führen.

Lamivudin kann – unabhängig vom HBeAg-Status – auch bei Patienten mit fortgeschrittener oder dekompensierter Leberzirrhose (Child B oder C) oder zur Vorbereitung auf bzw. zur Prophylaxe der Reinfektion nach einer Lebertransplantation eingesetzt werden.

Die Ergebnisse der Lamivudin-Therapie sind anhand zweier grundlegender Studien in ◘ Tabelle 2.3 zusammengefasst.

Histologisch ist nach einjähriger Lamivudin-Therapie bei ca. 60% der Patienten ein Rückgang der nekroinflammatorischen Aktivität zu beobachten. Die Entwicklung einer Fibrose wird verlangsamt. Der Einfluss von Lamivudin auf die Ent-

◘ Tabelle 2.3. Ergebnisse einer einjährigen Therapie der HBeAg-positiven chronischen Hepatitis mit Lamivudin 100 mg p.o. qd

	HBV-DNA nicht nach-weisbar	HBeAg-Sero-konversion[a]	Normalisie-rung der ALT
HBeAg-positi-ve chronische Hepatitis[b]	A[c]: 96%	16%	41%
	B[d]: 98%	17%	72%

[a] Falls HBeAg-Serokonversion unter Lamivudin-Therapie auftritt, ist sie in 60–80% dauerhaft.
[b] Bei Patienten mit HBeAg-negativer chronischer Hepatitis B werden vergleichbare Ergebnisse erzielt.
[c] Dienstag et al (1999).
[d] Lai et al (1998).

wicklung eines hepatozellulären Karzinoms ist noch nicht hinreichend untersucht.

Den hohen Werten (96–98%) des fehlenden Nachweises der HBV-DNA unmittelbar nach einjähriger Lamivudin-Therapie stehen dauerhafte HBV-DNA-Eliminations- und HBeAg-Verlustraten von nur 15–20% gegenüber.

🛈 Die Serokonversionsrate ist abhängig vom prätherapeutischen ALT-Spiegel.

Hohe ALT-Werte (>5-mal oberer Normwert) gehen mit Serokonversionsraten von >60%, niedrige (<2-mal oberer Normwert) mit solchen von <10% einher. Die Verlängerung der Lamivudin-Therapie auf 2–3 Jahre erhöht zwar die Zahl der Serokonversionen auf 27% bzw. möglicherweise auf 40%, geht aber mit der Entwicklung einer Lamivudin-Resistenz einher.

Lamivudin-Resistenz. Mit zunehmender Dauer der Lamivudin-Therapie nimmt die Anzahl der Resistenzmutationen – am häufigsten durch Mutation im Tyrosin-Methionin-Aspartat-Aspartat (YMDD)-Motiv des HBV-Polymerasegens (»Escape-Mutanten«) – zu.

  Lamivudin-Resistenzen werden nach zweijähriger Therapie in 38%, nach vierjähriger Therapie in 67% der Fälle beobachtet.

Klinisch zeigt sich die Lamivudin-Resistenz an erneut ansteigenden Aminotransferasen und der wiederkehrenden Virämie.
    Risikofaktoren für die Entwicklung einer Resistenz sind
- hohe HBV-DNA-Spiegel,
- hohe ALT-Werte,
- hoher histologischer Aktivitätsindex und ein
- hoher Body-mass-Index.

Immunsupprimierte haben ein besonders hohes Risiko der Resistenzentwicklung.
    Die Langzeitbedeutung einer Lamivudin-Resistenz und die weitere Behandlung bei ihrem Auftreten sind unklar. Die Umstellung auf oder Zugabe von Adefovir Dipivoxil scheint gegenwärtig eine vernünftige Empfehlung zu sein.

Adefovir Dipivoxil

Wirkmechanismus. Adefovir (ADV) ist ein azyklisches Nukleotid, das die RNA-abhängige DNA-Polymerase des HBV hemmt.

Pharmakologie. Adefovir Dipivoxil ist ein Prodrug, das im Darm zu Adefovir, seinem aktiven Metaboliten, umgewandelt wird. Die Bioverfügbarkeit nach oraler Gabe beträgt 59%, die Proteinbindung ist 4%. Nach 1,75 h erreicht ADV seine Spitzenkonzentration i.S. Die HWZ beträgt 7,5 h. Es wird im Urin ausgeschieden, 45% in 24 h als aktiver Metabolit.

2

Bei Niereninsuffizienz ist eine Dosisanpassung vorzunehmen: ClCr 20–49 ml/min: 10 mg alle 48 h, ClCr 10–19 ml/min: 10 mg alle 72 h.

Wechselwirkungen. Aminoglykoside, Vancomycin und NSAR können das Risiko der Nierenschädigung durch Adefovir erhöhen.

Durchführung und Ergebnisse der Therapie.

Die Erwachsenendosis beträgt **10 mg p.o. qd×48 Wochen.**

Die Ergebnisse der Therapie mit ADV sind in ◧ Tabelle 2.4 anhand zwei neuerer Studien zusammengefasst.

ADV ist auch wirksam bei **Lamivudin-resistenten Mutanten.** Eine Resistenzentwicklung wurde bisher nur in Einzelfällen beobachtet. Der zunehmende Einsatz wird zeigen, ob auch un-

◧ **Tabelle 2.4.** Ergebnisse einer 48-wöchigen Therapie der chronischen Hepatitis B mit Adefovir Dipivoxil 10 mg p.o. qd

	HBV-DNA <400 Kopien/ml	HBeAg-Serokonversion	HBeAg-Verlust	ALT-Normalisierung
HBeAg-positive chronische Hepatitis[a]	21%	12%	24%	48%
HBeAg-negative-chronische Hepatitis[b]	51%	–	–	72%

[a] Marcellin et al (2003).
[b] Hadziyannis et al (2003).

⬛ Tabelle 2.5. Vergleich zwischen Interferon-α (IFN), Lamivudin (LAM) und Adefovir Dipivoxil (ADV) bei Patienten mit chronischer Hepatitis B

	IFN	LAM	ADV
Verträglichkeit	Eher schlecht	Gut	Gut
Orale Applikation	Nein	Ja	Ja
Definierter Behandlungszeitraum	Ja	Nein	Nein
Schwere Nebenwirkungen	Gelegentlich	Selten	Selten
HBeAg-Serokonversion	15–30%	15–20%	12%
Überlebensverlängerung	Ja, bei Respondern	?	?
Resistenzentwicklung	Nein	Ja	?
Einsatz bei dekompensierter Leberzirrhose	Kontraindiziert	Möglich	Möglich
Wirksamkeit bei normalen ALT-Werten	Zu vernachlässigen	Zu vernachlässigen	?
Wirksamkeit bei Prä-Core-Mutanten	Ja	Ja	Ja
Wirksamkeit bei hoher Viruslast	Weniger wirksam	Wirksam	Wirksam
Abruptes Absetzen	Gefahrlos möglich	Gefahr der akuten Exazerbation bei HBeAg-positiver chronischer Hepatitis	Gefahr der akuten Exazerbation bei HBeAg-positiver chronischer Hepatitis

ter ADV mit der Entwicklung von Resistenzmutationen im HBV-DNA-Polymerasegen zu rechnen ist.

Nebenwirkungen. ADV ist in einer täglichen Dosis von 10 mg gut verträglich. In höheren Dosierungen werden insbesondere Anstiege der Kreatinin-Konzentrationen i. S. und Hämaturien beobachtet.

Abruptes Absetzen führt bei bis zu 25% der Patienten innerhalb von 3 Monaten zu akuten Exazerbationen der Hepatitis.

Vergleich zwischen Interferon-α, Lamivudin und Adefovir Dipivoxil

Siehe ◘ Tabelle 2.5.

Praktisches Vorgehen bei der Behandlung der chronischen Hepatitis B

In Anlehnung an den **Konsensus der European Association for the Study of the Liver, 2003.**

▬ Zunächst wird bestimmt, ob es sich um eine **HBeAg-positive** oder **HBeAg-negative** chronische Hepatitis handelt. Im nächsten Schritt, ob die Infektion **niedrig replikativ (HBV-DNA < 10^5 Kopien/ml)** oder **hoch replikativ (HBV-DNA > 10^5 Kopien/ml)** ist.

▬ Liegt keine dekompensierte Zirrhose vor, erfolgt die Primärtherapie mit Interferon-α.

▬ Die dekompensierte Leberzirrhose stellt eine Kontraindikation für die Therapie mit Interferon-α dar. Patienten mit gut kompensierter Zirrhose werden wie Patienten ohne Zirrhose behandelt.

Bei Kontraindikationen, Ineffektivität, Nebenwirkungen wird
▬ **Lamivudin** oder **Adefovir Dipivoxil** eingesetzt.

HBeAg-positive chronische Hepatitis B
3–6 Monate beobachten
↓
HBV-DNA nachweisbar
+
ALT normal
↓
keine antivirale Therapie
abwarten und beobachten

HBeAg-positive chronische Hepatitis B
3–6 Monate beobachten
↓
HBV-DNA $> 10^5$ Kopien/ml
+
persistierende ALT ↑
↓
antivirale Therapie:
IFN-α 5 MU s.c. qd oder **9–10 MU s.c. tiw × 4–6 Monate**
Bei Kontraindikationen, Ineffektivität, Nebenwirkungen
Lamivudin 100 mg p.o. qd × 12 Monate
oder
Adefovir Dipivoxil 10 mg p.o. qd × 12 Monate

Falls nach einjähriger Therapie kein Ansprechen vorliegt, abwägen, ob Therapiedauer mit Nukleosidanalogon verlängert oder der Wechsel auf ein anderes Nukleosidanalogon vorgenommen werden soll.

Bei Ansprechen auf Therapie aber Hepatitis-Rezidiv nach Abschluss der Behandlung, Therapie mit Nukleosidanalogon erneut ansetzen.

HBeAg-negative chronische Hepatitis B
HBV-DNA $> 10^5$ Kopien/ml
+
persistierende ALT ↑
↓
antivirale Therapie:
IFN-α 5–6 s.c. MU tiw × 12–24 Monate
▼

Bei Kontraindikationen, Ineffektivität, Nebenwirkungen
Lamivudin 100 mg p.o. qd × 12 Monate oder länger
oder
Adefovir Dipivoxil 10 mg p.o. qd × 12 Monate oder länger

Hepatitis D

Das weltweit verbreitete Hepatitis-D-Virus ist zu seiner Replikation auf die Anwesenheit des HBV, speziell das HBsAg, angewiesen. Klinisch wird eine HBV-HDV-**Simultaninfektion** von einer HDV-**Super-infektion** auf dem Boden einer chronischen Hepatitis B unterschieden.

Die Eradikation der HBV-Infektion führt zur Ausheilung der HDV-Infektion und zum Schutz vor einer Reinfektion mit HDV.

Bleiben Patienten nach Elimination des HDV HBsAg-positiv, können sie sich erneut mit dem HDV infizieren.

Akute Hepatitis D

Es steht keine effektive Therapie der akuten Hepatitis D zur Verfügung.

Chronische Hepatitis D

Die Ergebnisse einer medikamentösen Behandlung der chronischen HDV-Infektion sind unbefriedigend.

 Die Therapie der **mittelgradigen bis schweren chronischen Hepatitis D** erfolgt mit
IFN-α 9 MU s.c. tiw × 12 Monate
Bei biochemischer Antwort oder rezidivierender Hepatitis D
↓
je nach Verträglichkeit und Schwere der Erkrankung
Erhaltungstherapie mit IFN-α 9 MU s.c. tiw.

Trotz der längeren Therapiedauer sind die Erfolgsaussichten (Hemmung der HDV-Replikation, Elimination der HDV-RNA, fehlender immunzytochemischer Nachweis von HDAg in der Leber) mit < 20% schlechter als bei der Hepatitis B. Rezidive nach Beendigung der Therapie sind häufig.

Lamivudin führt zwar zu einem raschen Abfall der HBV-Titer, nicht aber zur Elimination des HDV. Es ist für die Therapie der Hepatitis D nicht zugelassen.

Lebertransplantation

Bei Patienten mit terminalem Leberversagen infolge einer Hepatitis-D-Superinfektion ist eine Lebertransplantation zu erwägen. Wenn die Hepatitis D in der transplantierten Leber ohne die Expression der Hepatitis B auftritt – ein bei Immunkompetenten selten, bei immunsupprimierten transplantierten Patienten aber häufig beobachtetes serologisches Bild – verläuft die Erkrankung verhältnismäßig mild. Die Ergebnisse einer Lebertransplantation sind deshalb für eine Hepatitis D insgesamt günstiger als für die Hepatitis B.

Impfung

Impfindikationen bestehen für
- medizinisches Personal,
- Dialysepatienten,
- Patienten, die gehäuft Bluttransfusionen oder Übertragungen von Blutbestandteilen erhalten (z. B. Hämophile),
- Drogenabhängige,
- HIV-Infizierte (möglichst > 400 Helferzellen/μl),
- Gefängnispersonal und länger einsitzende Strafgefangene,
- Familienmitglieder und Sexualpartner von HBsAg-positiven Personen,
- Neugeborene HBsAg-positiver Mütter,
- Hepatitis-C-Infizierte,
- Personen mit häufig wechselnden Sexualpartnern,

2   ▬   Reisende in Hepatitis-B-Endemiegebiete, die sexuellen Kontakt zu Einheimischen suchen.

Seit Mitte der 90er Jahre ist die Hepatitis-B-Impfung von der WHO und der STIKO für **alle Kinder** vorgesehen. Die 3 Impfungen sollten zusammen mit der ersten, dritten und vierten Gabe von DPT erfolgen.

Passive Immunisierung

Der Anti-HBs-Titer von gewöhnlichem Immunglobulin (1:100 bis 1:512 im Radioimmunoassay) reicht nicht aus, um die Entwicklung einer Hepatitis B zu verhindern.

ℹ️ Für die passive Immunisierung steht **Hepatitis-B-Hyperimmunglobulin** (HBIG) zur Verfügung, dessen Anti-HBs-Titer im RIA mindestens 1:100000 betragen muss.

Es wird fast ausschließlich zur **postexpositionellen Prophylaxe** eingesetzt.

Als **Indikationen** für die HBIG-Gabe gelten (bei Menschen ohne Immunschutz) akzidentelle Nadelstichverletzungen mit kontaminierten Kanülen, ausgedehnter mukokutaner Kontakt oder Ingestion von HBV-haltigem Material, die Geburt eines Kindes einer HBsAg-positiven Mutter sowie die Verhinderung einer endogenen Reinfektion nach Lebertransplantation bei einem Hepatitis-B-Virusträger.

Akzidenteller Kontakt mit HBV-haltigem Material. In diesen Fällen wird sofort bzw. innerhalb von 4 h, höchstens 48 h nach HBV-Exposition **HBIG 0,06 ml/kgKG i.m.** verabreicht (bei Erwachsenen 1 Ampulle zu 5 ml).

Die Wirkung späterer Gaben ist fraglich. In der Regel erfolgt die **passive Immunisierung in diesen Fällen in Verbindung mit der aktiven Impfung** gegen Hepatitis B an kontralateralen

Körperstellen. Andernfalls muss die HBIG-Injektion in gleicher Dosis nach einem Monat wiederholt werden.

Neugeborene HBsAg-positiver Mütter. Sie erhalten unmittelbar nach der Geburt **HBIG 0,5–1 ml i.m.** und nach 3 und 6 Monaten erneut die gleiche Dosis.

Das Risiko, HBV-Dauerträger zu werden, wird bei passiver Immunisierung um etwa 70% und bei aktiver Impfung um etwa 90% reduziert.

Prophylaxe der endogenen Reinfektion nach Lebertransplantation. Der Patient erhält in der anhepatischen Phase **HBIG 10 000 IU (200 ml)** und postoperativ **HBIG 2 000 IU (40 ml) i. v. qd × 7 Tage.**

Im weiteren Verlauf muss ein Anti-HBs-Spiegel i. S. von wenigstens 100 IU/l über 6–12 Monate aufrecht erhalten werden.

Die Gabe von HBIG nach Transfusion HBV-infizierten Blutes reduziert in erster Linie die Häufigkeit klinisch bedeutsamer Erkrankungen, vermag eine HBV-Posttransfusionshepatitis, d.h. die Infektion an sich, aber nicht sicher zu verhindern. Die Gabe von HBIG wird ohne Nebenwirkungen toleriert. Hat eine Person bereits Antikörper gegen HBsAg oder gegen HBcAg i. S., ist eine passive Immunprophylaxe nicht mehr erforderlich; im Zweifelsfall ist die HBIG-Injektion vorzunehmen.

Aktive Immunisierung

Die zur aktiven Immunisierung gegen Hepatitis B verwendeten Impfstoffe enthalten alle HBsAg. Heute stehen nur noch gentechnologisch gewonnene Impfstoffe zur Verfügung. Das Vorgehen bei der aktiven HBV-Immunisierung ist in ◘ Tabelle 2.6 zusammengefasst.

Die Immunantwort auf die (rekombinante) Vakzine ist altersabhängig. Kinder bis zu 10 Jahren bilden in 100% Antikörper. Bei Erwachsenen bis 40 Jahren beträgt die Serokonver-

◻ Tabelle 2.6. Aktive Immunisierung gegen Hepatitis B (i.m./s.c.): Präparateübersicht und Dosierungsanleitung (Applikation jeweils i.m., bei medizinischer Indikation auch s.c. möglich).

ERWACHSENE	Gen H-B-Vax®	Engerix®-B Erwachsene	Twinrix Erwachsene®
Hersteller	Chiron Behring, Pasteur Mérieux MSD	SmithKline Beecham Pharma	SmithKline Beecham Pharma
Altersgruppe	>15. Lj.	>15. Lj.	>15. Lj.
1 Dosis (ml)	1	1	1
HAV (Units)	–	–	720
HBsAg (µg)	10	20	20
Injektionen (n)	3	3 bzw. 4	3
Zeitpunkt der Injektionen (Monate)	0+1+6 oder 0+1+2[a]	0+1+6 oder 0+1+2+6[c]	0+1+6
DIALYSE-PATIENTEN + Immun-supprimierte			
Altersgruppe	>20. Lj.	>15. Lj.	k. A.[e]
1 Dosis (ml)	1	2 (2×1)	k. A.[e]
HAV (Units)	–	–	s. o.[d]
HBsAg (µg)	40	40 (2×20)	s. o.[d]
Injektionen (n)	3	4	k. A.[e]
Zeitpunkt der Injektionen (Monate)	0+1+6	0+1+2+6	k. A.[e]

sionsrate 95% und bei über Vierzigjährigen liegt sie bei etwa 90%. Bereits nach der zweiten Injektion erfolgt bei Gesunden in 80–90% die Bildung von Anti-HBs.

❗ Erfolgreich geimpfte Personen sind zu nahezu 100% vor einer Infektion mit allen HBV-Subtypen bzw. der Erkrankung geschützt.

2

◻ Tabelle 2.6 (Fortsetzung)

KINDER	Gen H-B-Vax®-K pro infantibus	Engerix®-B Kinder	Twinrix Kinder®
Hersteller	Chiron Behring, Pasteur Mérieux MSD	SmithKline Beecham Pharma	SmithKline Beecham Pharma
Altersgruppe	≤15. Lj.	≤15. Lj.	1.–15. Lj.
1 Dosis (ml)	0,5[b]	0,5	0,5
HAV (Units)	–	–	360
HBsAg (µg)	5	10	10
Injektionen (n)	3	3 bzw. 4	3
Zeitpunkt der Injektionen (Monate)	0+1+6 oder 0+1+2[a]	0+1+6 oder 0+1+2+6[c]	0+1+6

[a] Außer Neugeborene HBsAg-positiver Mütter.
[b] Bei Neugeborenen HBsAg-positiver Mütter + 1 ml Hepatitis-B-Immunglobulin (kontralateral verabreicht).
[c] Falls schnellerer Impfschutz erforderlich.
[d] Siehe oben.
[e] Keine spezielle Angabe des Herstellers.

Ein sicherer Schutz besteht allerdings erst nach der letzten Impfung der Grundimmunisierung. Bei HCV-Infizierten werden die gleichen Impferfolgsraten wie bei Nicht-HCV-Infizierten erreicht. Deutlich schlechtere Impfergebnisse werden bei alten Menschen sowie bei Patienten mit Immundefekten (Dialysepatienten, immunsuppressiv behandelte Patienten und HIV-Infizierte) erzielt; hier liegen die Serokonversionsraten oft nur um 50%. Möglicherweise sollten in diesen Fällen 4 Impfschritte (0, 1, 2 und 6 Monate) erfolgen.

Auch unter gesunden, immunologisch unauffälligen Personen sprechen etwa 5% nicht (»**Nonresponder**«) oder nur schlecht (Anti-HBs < 10 IE/ml; »**Hyporesponder**«) auf die Hepatitis-B-Grundimmunisierung an. In diesen Fällen sind weitere Impfungen in einem Mindestabstand von etwa 3 Monaten indiziert. 60–75% der Non- oder Hyporesponder reagieren auf bis zu 3 zusätzliche Impfungen mit der Bildung von Anti-HBs. Ansonsten muss im Falle eines Erregerkontakts umgehend eine passive Immunisierung durchgeführt werden.

> Eine Impfung gegen Hepatitis B schützt gleichzeitig auch vor einer Hepatitis D, deren Erreger für Infektion und Replikation auf die Mithilfe des Hepatitis-B-Virus angewiesen ist.
> Die **Dauer der protektiven Wirkung** ist noch nicht genau bekannt.
> Ein Anti-HBs-Titer von > 10 IU/l im RIA oder Enzymimmunoassay bietet ausreichenden Schutz vor einer Infektion.

Die Schutzdauer, d. h. die Zeit, während der die Anti-HBs-Titer > 10 IU/l liegen, ist von der maximalen Antikörperkonzentration abhängig, die etwa 4 Wochen nach der letzten Injektion der Grundimmunisierung erreicht wird. Eine zu diesem Zeitpunkt durchgeführte quantitative Anti-HBs-Bestimmung dient daher zur Kontrolle des Impferfolgs.

> Eine **Auffrischimpfung** muss durchgeführt werden, bevor der Anti-HBs-Spiegel auf Werte < 10 IU/l absinkt (◘ Tabelle 2.7).

Langzeituntersuchungen an Geimpften haben gezeigt, dass bei Personen, die auf die Grundimmunisierung gut angesprochen haben, über das Vorhandensein messbarer Antikörper hinaus, ein Schutz vor einer klinisch manifesten Erkrankung besteht, weil neben der rein humoralen offenbar auch eine zelluläre Komponente an der Abwehr einer Hepatitis B beteiligt ist.

◻ **Tabelle 2.7.** Anti-HBs-Titer: Kontrollen bzw. Wiederauffrischung der aktiven Impfung

Anti-HBs-Titer	Titerkontrolle bzw. Wiederauffrischung
< 10 IE/l	Sofort
< 100 IE/l	3–6 Monate
< 1000 IE/l	1 Jahr
< 10000 IE/l	3 Jahre
< 100000 IE/l	5 Jahre

2.3 Hepatitis C

Die (chronische) Hepatitis C ist nach den alkoholischen Lebererkrankungen die häufigste Ursache für die Entwicklung einer Leberzirrhose und eines hepatozellulären Karzinoms. Der natürliche Verlauf der Hepatitis C ist in ◻ Abb. 2.1 skizziert.

Vorgehen nach akzidenteller Exposition (Nadelstichverletzung)

- Abschätzung des Ansteckungsrisikos [Tiefe der Wunde, Nadeltyp (Hohlnadel risikoreicher als z. B. Lanzette)], klinischer und virologischer Status der infizierenden Person,
- sofortige Reinigung und Desinfektion der verletzten Stelle,
- potentiell infizierende Person und (zur Dokumentation der Virusnegativität) auch die exponierte Person umgehend auf Anti-HCV und HCV-RNA testen,
- Bestimmung der Aminotransferasen,
- sorgfältige Dokumentation des Vorfalls.

In den ersten 2 Wochen nach Exposition sollten die Aminotransferasen 7- bis 14-tägig, dann für 4 Monate in vierwöchigen Abständen bestimmt und auf unspezifische Hepatitis-Symptome geachtet werden.

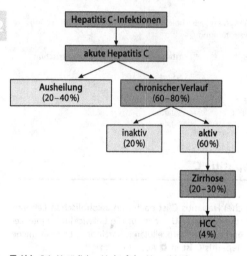

■ **Abb. 2.1.** Natürlicher Verlauf der Hepatitis C

🛈 2–4 Wochen nach der Nadelstichverletzung kann anhand der Bestimmung der HCV-RNA i. S. abgeschätzt werden, ob es zu einer Infektion gekommen ist.

Nach 3 und 6 (und 12) Monaten ist – neben der Bestimmung der Aminotransferasen – die Testung auf HCV-Antikörper ratsam. Im Falle erhöhter Aminotransferasen sollten in jedem Fall auch Anti-HCV und HCV-RNA kontrolliert werden.

🛈 Die postexpositionelle Gabe von Immunglobulinpräparaten oder eine unmittelbar nach der Exposition erfolgende »prophylaktische« Interferongabe ist nicht indiziert.

Nur wenn sich eine akute Hepatitis C (Nachweis der HCV-RNA) entwickelt, ist eine Behandlung mit Interferon-α angezeigt.

Akute Hepatitis C

Bei der akuten Hepatitis C ist die HCV-RNA bereits 1–3 Wochen nach der Infektion, d. h. noch vor dem Anstieg der Aminotransferasen (4–12 Wochen nach Ansteckung) i. S. nachweisbar. Bei Beginn der Symptome ist die HCV-RNA bei allen, Antikörper gegen HCV sind bei 50–70%, nach 3 Monaten bei >90% der Patienten nachweisbar.

Bei Patienten, die das HCV eliminieren, gehen die HCV-RNA-Titer unmittelbar vor dem Anstieg der Aminotransferasen bereits wieder zurück. Die Infektion mit dem Genotyp 1 signalisiert, im Vergleich zu Genotyp 2 oder 3, eine schlechte Prognose. Die akute Hepatitis C heilt nur in seltenen Fällen spontan nach ca. 3–4 Monaten vollständig aus.

Die Schwierigkeit in der Behandlung der akuten Hepatitis C besteht darin, dass einerseits die akute Erkrankung klinisch meist inapparent verläuft und daher nur selten erkannt wird, andererseits **mit der Therapie möglichst frühzeitig – innerhalb der ersten 4 Monate nach Ansteckung – zu beginnen ist.**

Die Therapie wird über 24 Wochen mit **IFN-α 5–6 MU s.c. qd $\times$ 4 Wochen** und anschließend **IFN-α 5–6 MU s.c. tiw $\times$ 20 Wochen** durchgeführt.

In den wenigen zur Behandlung der akuten Hepatitis C vorliegenden Studien werden unter diesem Therapieregime HCV-Eliminationsraten aus dem Serum von >95% mitgeteilt.

Chronische Hepatitis C

Die Hepatitis C zeigt eine hohe Chronifizierungsrate (Nachweis der HCV-RNA im Blut $\geq$6 Monate) von 60–80% und schreitet bei

20–30% der Patienten schleichend zur Leberzirrhose fort. Auf dem Boden der Leberzirrhose kann nach einer mittleren Latenzzeit von 20–25 Jahren ein hepatozelluläres Karzinom entstehen. ◖◗

Ein **erhöhtes Zirrhoserisiko** haben Patienten mit einer
- HCV-RNA-Konzentration von > 50 IU/ml, einer
- portalen Fibrose und/oder Brückenfibrosen und einer zumindest mittelgradigen nekroinflammatorischen Aktivität in der Leberbiopsie, sowie
- dauerhaft erhöhten ALT-Werten.

Wirtsfaktoren, die das **Progressionsrisiko** der Hepatitis C erhöhen, sind
- höheres Alter bei Ansteckung,
- männliches Geschlecht,
- Koinfektion mit dem Hepatitis-B-Virus,
- Immunsuppression, z.B. Koinfektion mit HIV und
- Alkoholkonsum (bereits 30 g/d bei Männern ≅ 4 Bier, 4 Gläser Wein oder 20 g/d bei Frauen) und vermutlich ein
- hoher Body-mass-Index (BMI).

Alle Patienten mit einer chronischen Hepatitis C sollten gegen Hepatitis A und seronegative Personen mit Risikofaktoren für eine HBV-Infektion auch gegen Hepatitis B geimpft werden.

Therapieziele

sind die
- Viruselimination mit anschließendem
- Rückgang der nekroinflammatorischen Läsionen und die
- Verhinderung der Leberzirrhose und des hepatozellulären Karzinoms.

Gegenwärtig ist der beste Indikator für eine effektive Therapie der **dauerhafte Virusverlust (sustained viral response; SVR)**, definiert durch das **Fehlen der HCV-RNA i.S. 24 Wochen nach Ab-**

schluss der Behandlung in einem sensitiven HCV-RNA-Assay, dessen untere Nachweisgrenze bei ≤50 IU/ml liegt.

Faktoren, die mit einem besseren Ansprechen auf Therapie verbunden sind:

- Non-Genotyp 1,
- niedrige initiale Viruslast,
- geringe Fibrose und Entzündung in der Leberbiopsie,
- niedriger BMI.

Adipöse Patienten mit einem BMI > 30 kg/m² sprechen schlechter auf die antivirale Therapie an als schlankere Patienten.

Die **frühe virale Antwort (early viral response; EVR)**, definiert als **Abfall der Viruslast um mindestens 2 Log-Stufen (≥99%) vom Ausgangswert nach 12 Behandlungswochen**, lässt die SVR vorhersagen.

Die Bestimmung der HCV-RNA im Therapieverlauf ist daher ein entscheidendes Kriterium für Erfolg, Misserfolg und Dauer der Therapie.

Patienten, bei denen innerhalb des ersten Therapiemonats die HCV-RNA unter die Nachweisgrenze fällt, haben die besten Aussichten auf eine Dauerheilung. Falls nach drei Monaten die Viruskonzentration nicht um mindestens 99% (> 2 log-Stufen) abgefallen ist, ist eine Dauerheilung auch mit einer einjährigen Kombinationstherapie sehr unwahrscheinlich.

Bei Patienten ohne EVR wird mit den derzeit zur Verfügung stehenden Medikamenten mit größter Wahrscheinlichkeit keine dauerhafte Viruselimination zu erzielen sein, auch wenn die Therapie über ein volles Jahr fortgesetzt wird. **Bei fehlender EVR sollte die Therapie beendet werden.**

Eine SVR ist verbunden mit einer Verbesserung/Normalisierung der histologischen Leberveränderungen, einem Rück-

gang der Fibrose und einer geringen Wahrscheinlichkeit
(<10%) eines Rezidivs der HCV-Infektion. Ein positiver Effekt
der SVR auf das Langzeitüberleben ist wahrscheinlich, aber
bisher nicht belegt. Wahrscheinlich geht eine SVR auch mit einem verminderten Risiko der Entwicklung eines hepatozellulären Karzinoms einher.

> Die Therapie der chronischen Hepatitis C ist eine **Kombinati-
> onstherapie.**

Sie besteht aus einem
- **pegylierten Interferon** und
- **Ribavirin.**

Die zusätzliche Gabe von Amantadin scheint nach einigen Untersuchungen die langfristigen Therapieerfolge etwas zu verbessern (s. u.).

Pegylierte Interferone

Um die pharmakokinetischen und pharmakodynamischen Eigenschaften von Interferon-α zu verbessern, wurde dieses an
Polyethylenglykol (PEG) gekoppelt (pegyliert). Die Pegylie-
rung bewirkt eine erhöhte Wasserlöslichkeit, eine Verringe-
rung der Antigenität und infolge einer verzögerten renalen
Clearance eine Verlängerung der Halbwertszeit und Wirkdauer
von Interferon-α.

Heute stehen mit Peg-Interferon-α-2b (12 kD) und Peg-In-
terferon-α-2a (40 kD) zwei pegylierte Interferone zur Verfügung, die sich durch die ihnen zugrunde liegende Interferon-
Basiskomponente (IFN-α-2a oder -2b), durch Typ und Moleku-
largewicht des Polyethylenglykols und durch die Art der Verbindung zwischen dem Interferon- und dem PEG-Molekül unterscheiden. Daraus resultieren unterschiedliche pharmakologische Eigenschaften der beiden derzeit verfügbaren Peg-Inter-
ferone.

Peg-Interferon-α-2b. Bei Peg-Interferon-α-2b (12 kD) wird eine lineare 12 kD Polyethylenglykolkette über eine labile Esterbindung an das Interferon gekoppelt. Die Substanz muss daher als lyophylisiertes Pulver kurz vor Verabreichung rekonstituiert werden. Die Dosierung erfolgt gewichtsabhängig mit 1–1,5 μg/kgKG s.c. qw. Die Eliminationshalbwertszeit beträgt ca. 40 h (Standard-Interferon etwa 4–7 h). Die renale Clearance ist 7fach geringer als bei Standard-Interferon. Patienten mit schweren Nierenfunktionsstörungen oder einer Kreatinin-Clearance < 50 ml/min sollten nicht mit Peg-Interferon-α-2b (12 kD) behandelt werden.

Peg-Interferon-α-2a. Bei Peg-Interferon-α-2a (40 kD) ist ein verzweigtes 40 kD Polyethylenglykol stabil über eine Amidbindung an Interferon gebunden. Daher kann das Präparat in einer Fertiglösung zum Einsatz kommen. Die Dosierung ist einheitlich bei 180 μg s.c. qw. Nach einer Dosis werden gleichmäßige Wirkspiegel über etwa 160 h erzielt. Die Eliminationshalbwertszeit für Peg-Interferon-α-2a liegt bei ca. 80 h und die renale Clearance ist ca. 100-mal niedriger als bei Standard-Interferon. Dadurch wirkt sich die renale Clearance auch bei Niereninsuffizienten praktisch nicht auf die Therapie mit Peg-Interferon-α-2a aus.

Ribavirin

Ribavirin ist ein Guanosin/Xanthosin-Analogon, das die Replikation von RNA- und DNA-Viren hemmt. Als Monosubstanz ist es gegen HCV unwirksam.

> Die tägliche Dosis liegt zwischen 400–600 mg p.o. bid und hängt vom Gewicht des Patienten, der Nierenfunktion, dem HCV-Genotyp und von möglichen Nebenwirkungen ab (s.u.).

Pharmakokinetik. Ribavirin wird rasch und gut resorbiert. Die Tabletten sollten mit dem Essen eingenommen werden. Fettreiche Mahlzeiten erhöhen die AUC und Cmax. Aufgrund eines hohen First-pass-Effektes, mit Bildung aktiver Metabolite in der Leber, beträgt die Bioverfügbarkeit lediglich 45–65%.

Die HWZ im Plasma liegt bei gesunden Erwachsenen bei 24 h, bei Patienten mit chronischer Hepatitis C bei ca. 44 h. Nach Erreichen eines Steady state (intraerythrozytäre Verteilung) verlängert sich die HWZ auf etwa 12 Tage (!).

Die Elimination erfolgt vorwiegend renal. Bei einer Kreatinin-Clearance < 50 ml/min ist die orale Gabe kontraindiziert.

Wechselwirkungen. In Kombination mit Nukleosidanaloga besteht ein erhöhtes Risiko der Laktatazidose.

Nebenwirkungen. Ribavirin kann alleine und in Kombination mit Interferon-α zahlreiche Nebenwirkungen hervorrufen, darunter u. a. Müdigkeit, Kopfschmerzen, Benommenheit, Schlafstörungen, Übelkeit, Appetitlosigkeit und Fieber.

Eine hämolytische Anämie kann innerhalb von 1–2 Wochen nach Therapiebeginn auftreten. Bei Hb-Werten < 10 g/dl oder Anstieg des indirekten Bilirubins auf > 5 mg% erfolgt eine Dosisreduktion auf 300 mg bid. Bei einem Hb-Abfall auf < 8,5 g/dl wird Ribavirin abgesetzt. Hochdosiertes Vitamin C und E können der Entwicklung einer Ribavirin-induzierten Anämie entgegenwirken.

Ribavirin ist potenziell teratogen.

> ⓘ Vor Therapiebeginn, unter Therapie und mindestens 6 Monate nach Abschluss der Therapie muss eine Schwangerschaft ausgeschlossen sein. Dies gilt auch für Sexualpartnerinnen von Männern, die mit Ribavirin behandelt werden.

Unter der Therapie mit Ribavirin kann eine Sarkoidose exazerbieren.

Kontraindikationen. Die Kontraindikationen der IFN-Therapie ► s. Abschn. 2.2.

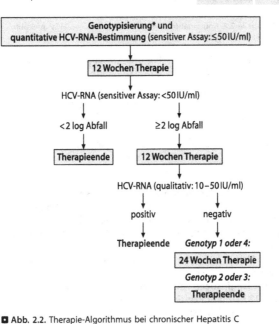

Genotypisierung* und
quantitative HCV-RNA-Bestimmung (sensitiver Assay: ≤50 IU/ml)

12 Wochen Therapie

HCV-RNA (sensitiver Assay: <50 IU/ml)

<2 log Abfall   ≥2 log Abfall

Therapieende   12 Wochen Therapie

HCV-RNA (qualitativ: 10–50 IU/ml)

positiv   negativ

Therapieende   *Genotyp 1 oder 4:*

24 Wochen Therapie

Genotyp 2 oder 3:

Therapieende

◘ **Abb. 2.2.** Therapie-Algorithmus bei chronischer Hepatitis C
* Bei Genotyp 2 oder 3 ist eine quantitative Bestimmung der HCV-RNA vor
und während der Therapie nicht zwingend. Die Behandlung kann ohne
Kontrolle des HCV-Titerabfalls über 24 Wochen durchgeführt werden.
Bei Genotyp 1 (4, 5, 6) kann vor Beginn der Behandlung die Beurteilung der
Leberhistologie (Grad der nekroinflammatorischen Aktivität; Stadium der
Fibrose) in die Therapieentscheidung mit einbezogen werden.
**Ausgeprägte Entzündungsgrade und höhere Fibrosestadien favorisieren
einen raschen Behandlungsbeginn.**
Nach 24-wöchiger (Genotyp 2 oder 3) bzw. 48-wöchiger (Genotyp 1, 4, 5
oder 6) Therapie (*end of treatment virological response*) und 24 Wochen (alle
Genotypen) nach Abschluss der Therapie (*sustained virological response*)
wird die HCV-RNA erneut bestimmt.

◘ Tabelle 2.8. Kombinationstherapie der chronischen HCV-Infektion mit einem pegylierten Interferon und Ribavirin

Genotyp	Peg IFN-α-2a (s.c.)	Peg IFN-α-2b (s.c.)	Ribavirin (p.o.)	Dauer
1 oder 4	180 μg qw	1–1,5 μg/ kgKG qw	≥75 kg: 600 mg bid <75 kg: 500 mg bid	48 Wo
2 oder 3	180 μg qw	1–1,5 μg/ kgKG qw	400 mg bid	24 Wo

Durchführung der Therapie und Ergebnisse. Möglicherweise bietet die 2-mal wöchentliche Gabe von Peg IFN-α-2b hinsichtlich der therapeutisch wirksamen IFN-Spiegel Vorteile gegenüber der 1-mal wöchentlichen Applikation. Weitere Untersuchungen sind abzuwarten.

In ◘ Abb. 2.2 ist der Therapiealgorithmus bei chronischer Hepatitis C skizziert.

Die langfristigen virologischen Ansprechraten für Peg-IFN-α-2b (12 kD) und Peg-IFN-α-2a (40 kD) – jeweils in Kombination mit Ribavirin (◘ Tabelle 2.8) – sind vergleichbar. Sie liegen bei etwa 55%. Patienten, die mit dem Genotyp 2 oder 3 infiziert sind, eliminieren das Virus sogar in >80% der Fälle. Bei Infektionen mit hoher Viruslast ($>2 \times 10^6$ Kopien/ml) liegen die dauerhaften Eliminationsraten für Genotyp-1- bzw. Genotyp-2/3-Infektionen bei etwa 40% respektive bei 75%.

> 🛈 Die IFN-Therapie verlängert die Überlebenszeit und verringert die Zahl der leberbezogenen Todesfälle (dekompensierte Zirrhose, hepatozelluläres Karzinom) insbesondere bei Patienten mit einer SVR.

Dieser positive Effekt ist in Hochinzidenzgebieten des HCC (Ferner Osten) eindeutiger ausgeprägt als in Europa und den USA.

Nebenwirkungen der Kombinationstherapie. 10–14% der Patienten müssen die Kombinationstherapie wegen signifikanter Nebenwirkungen abbrechen. Die häufigsten unter Peg-IFN-α und Ribavirin auftretenden Nebenwirkungen sind in der nachfolgenden Übersicht aufgeführt (▶ s. auch Abschn. 2.2):

- Müdigkeit/Abgeschlagenheit 65%
- Kopfschmerzen 43%
- Fieber 41%
- Myalgien 40%
- Reizbarkeit/Ängstlichkeit/Nervosität 33%
- Schlafstörungen 30%
- Alopezie 28%
- Neutropenie 27%, Anämie 11%
- Übelkeit/Erbrechen 25%
- Schüttelfrost 25%
- Appetitlosigkeit 24%
- Reaktionen an Injektionsstelle 23%
- Arthralgien 22%
- Depression 20%
- Pruritus 19%
- Dermatitis 16%

Die wichtigsten Nebenwirkungen sind grippeähnliche Symptome, hämatologische Veränderungen (Zytopenien) und neuropsychiatrische Störungen.

Hämatopoetische Wachstumsfaktoren können ausgeprägten Zytopenien entgegenwirken und dadurch in Einzelfällen die Fortführung und Komplettierung der antiviralen Therapie ermöglichen. Leichtere Depressionen sind kein zwingender Grund die Therapie abzubrechen. Selektive Serotonin-Wiederaufnahme-Hemmer können bei IFN-induzierten Depressionen hilfreich sein.

Eine Laktatazidose ist eine seltene Komplikation der IFN-Ribavirin-Therapie bei Patienten mit HIV-HCV-Koinfektion.

Amantadin-Hydrochlorid

Amantadin ist eine antiviral wirksame Substanz, die in Deutschland zur Prophylaxe der Influenza-A-Virusinfektion zugelassen ist.

Amantadin hat nach oraler Gabe eine Bioverfügbarkeit von nahezu 90%, es wird zu 80–90% unverändert renal durch glomeruläre Filtration und tubuläre Sekretion ausgeschieden. Die HWZ schwankt bei normaler Nierenfunktion um 16 ± 6 h und nimmt bei terminaler Niereninsuffizienz auf 7–10 Tage zu.

Nach einigen Untersuchungen verbessert die zusätzliche Gabe von Amantadin **100 mg p.o. bid – tid**, im Vergleich zur alleinigen IFN-α-Ribavirin-Kombinationstherapie, die langfristigen virologischen Ansprechraten um ca. 5–8%.

Weitere Studienergebnisse sind aber abzuwarten, bevor eine generelle Empfehlung zum Einsatz von Amantadin ausgesprochen werden kann.

Amantadin übt möglicherweise einen günstigen Effekt auf die HCV- und IFN-induzierte Müdigkeit aus.

2.4   Pyogener Leberabszess

Pyogene Leberabszesse sind umschriebene eitrige Einschmelzungen des Lebergewebes. Sie entstehen durch Einschwemmung von Bakterien auf dem Blutweg (Pfortader, A. hepatica), aufsteigend über das Gallenwegssystem, per continuitatem bei abszedierenden Erkrankungen benachbarter Organe oder selten posttraumatisch.

Ursachen von Leberabszessen sind
- Pfortader
  - Appendizitis
  - Divertikulitis
  - Chronisch entzündliche Darmerkrankungen
  - Sterkorale Rektumulzera
  - Perianale Abszesse
- Gallengänge
  - Steine
  - Cholangiokarzinom
  - Strikturen
- Arteria hepatica
  - Zahninfektionen
  - Bakterielle Endokarditis
- Per continuitatem
  - Gallenblasenempyem
  - Perforiertes Ulcus pepticum
  - Fremdkörper nach Magenperforation
  - Subphrenischer Abszess
- Posttraumatisch
- Iatrogen
  - Leberbiopsie
  - Okkludierter biliärer Stent
  - Arterielle Chemoembolisation
- Sekundär infizierte Zyste
- Sekundär infiziertes Malignom
- Kryptogen

Patienten unter lang dauernder Immunsuppression, mit malignen Erkrankungen, Diabetes mellitus und chronische Alkoholiker sind besonders gefährdet.

Die wichtigsten Erreger pyogener Leberabszesse sind
- E. coli
- Klebsiella pneumoniae
- Enterokokken (S. faecalis, S. faecium)
- Mikroaerophile Streptokokken (Streptococcus milleri)

- Proteus vulgaris
- Pseudomonas aeruginosa
- Bakteroidesarten [1]
- Fusobakterien
- Y. enterocolitica und pseudotuberculosis
- Staphylococcus aureus
- Listeria monocytogenes
- Brucella suis [2]
- Clostridium perfringens
- Francisella tularensis
- Aktinomyzeten
- Nocardia

Die Mehrzahl der Organismen sind intestinalen Ursprungs. Meist liegt eine polymikrobielle Infektion mit Gram-negativen aeroben und anaeroben Keimen vor. E. coli und Klebsiella pneumoniae dominieren mit 60–70%, in bis zu 50% der Fälle sind Anaerobier beteiligt.

Bei immunsupprimierten Patienten – AIDS, intensive Chemo-therapie, nach Organtransplantation – ist an Pilze, z. B. hepato-lienale Candidose, Aspergillose oder andere opportunistische Organismen zu denken.

Durch den frühzeitigen Einsatz bildgebender Verfahren und durch eine wirksame Antibiotikatherapie ist die Letalität in den letzten Jahrzehnten von über 80% auf heute unter 10% ge-sunken.

---

[1] B. fragilis ist ein in der normalen fekalen Flora ungewöhnlicher Gram-ne-gativer anaerober Keim. Bei anaeroben Bakteriämien und intraabdominellen Abszessen spielt er aber aufgrund seiner kapsulären Polysaccharidkomplexe eine wichtige Rolle.

[2] Kann nach Jahren klinischer Latenz zu Leberabszessen führen.

Therapie

- Adäquate Drainage,
- antibiotische Therapie und
- Sanierung des Ausgangsherdes

sind die Stützen der Behandlung. Bei solitären, gelegentlich auch bei multiplen Abszessen, die kleiner als 6 cm sind, kann die Drainage, sonographisch bzw. computertomographisch gesteuert, als perkutane Aspiration erfolgen. Größere Abszesse erfordern die perkutane Einlage eines Drainagekatheters. Führt die perkutane Ableitung nicht zum Erfolg oder sind die Abszesse sehr groß und multilokulär, ist ein operatives Vorgehen angezeigt. In seltenen Fällen gewinnen primär nicht biliäre Abszesse Anschluss an einen größeren Gallengang und entleeren sich auf diesem Wege selbst nach innen.

Die antibiotische Therapie beginnt vor dem Vorliegen der Kulturergebnisse als **kalkulierte empirische Kombinationstherapie**. Eingesetzt werden:

Piperacillin/Tazobactam 4,5 g i.v. tid
oder
Amoxycillin/Clavulansäure 2,2 g i.v. tid – qid
oder
Mezlocillin 2–5 g i.v. tid – qid
+
Metronidazol 500 mg i.v. tid

Alternativ:

Tobramycin 3–5 mg/kgKG/d i.v.
oder
Gernebcin 1,5 mg/kgKG/d i.v.
(Dosierintervalle nach Nierenfunktion)
+
Metronidazol 500 mg i.v. tid

oder

⚠ **Ceftriaxon 1–2 g i.v. qd**
+
Metronidazol 500 mg i.v. tid

oder

⚠ **Imipenem/Cilastatin 0,5–1 g i.v. tid – qid**
oder
Meropenem 0,5–1 g i.v. tid
+
Metronidazol 500 mg i.v. tid

oder

⚠ **Ciprofloxacin 400 mg i.v. bid – tid**
+
Metronidazol 500 mg i.v. tid

oder

⚠ **Ampicillin/Sulbactam 1,5–3 g i.v. tid – qid**
+
Metronidazol 500 mg i.v. tid

Nach Isolierung der Erreger wird die Therapie im Bedarfsfall (Klinik entscheidend!) gezielt nach Antibiogramm modifiziert.

⚠ Die Therapie wird so lange fortgeführt, bis sich der Abszess sowohl sonographisch als auch computertomographisch vollständig zurückgebildet hat. Dies kann Wochen, gelegentlich sogar Monate in Anspruch nehmen.

2.5 Amöbenabszess

Der Amöbenabszess ist eine verflüssigte Leberparenchymnekrose durch invasive **Entamoeba histolytica**. Er ist die häufigste extraintestinale Manifestation der Amöbiasis.

Weltweit sind 600 Millionen Menschen, in Mitteleuropa bis zu 3% der Bevölkerung mit Amöben infiziert. Die meisten Fälle in Mitteleuropa werden aus tropischen und subtropischen Ländern importiert, autochthone Infektionen sind aber auch möglich. Über 95% der Infektionen mit Entamoeba histolytica verlaufen nichtinvasiv und asymptomatisch, d.h. die Parasiten bleiben auf das Darmlumen beschränkt.

Nitroimidazole wirken amöbizid.

Metronidazol 750 mg p.o. tid oder 500 mg i.v. tid × 7–10 Tage, ggf. länger, führt in über 90% der Fälle zur Heilung.

Eine Resistenz der Trophozoiten von E. histolytica gegenüber Metronidazol ist bisher nicht dokumentiert.

Alternativ können **Ornidazol** oder **Tinidazol** (Auslandsapotheke) **0,5–1 g p.o. bid × 10 Tage** gegeben werden.

Heilungsraten von nahezu 100% sollen bereits nach 2 bis 3-tägiger Therapie mit diesen Substanzen erzielt werden können.

Bei **unzureichendem Ansprechen** sollte Metronidazol mit **Chloroquin 600 mg p.o. qd × 2 Tage**, anschließend **300 mg p.o. qd × 2–3 Wochen**
oder
Dehydroemetine (Auslandsapotheke) **1–1,5 mg/kgKG i.m. qd × 5 Tage** kombiniert werden.

Dehydroemetine ist aufgrund seiner kardialen Toxizität nur unter stationären Bedingungen zu verabreichen.

Der Behandlung folgt die Gabe von luminalen Amöbiziden, um Rezidive durch im Darmlumen evtl. noch vorhandene Zysten zu verhindern, auch wenn im Stuhl keine Amöben nachweisbar sind.

> ❗ **Paromomycin 500 mg p. o. tid × 10 Tage,**
> oder
> **Diloxanidfuroat (Auslandsapotheke) 500 mg p. o. tid × 10 Tage,**
> oder
> **Dijodohydroxyquin (Jodoquinol) 650 mg p. o. tid × 20 Tage.**

Unter adäquater medikamentöser Therapie entfiebert der Patient innerhalb weniger Tage und auch größere Amöbenabszesse heilen nahezu ausnahmslos unter Narbenbildung ab.

Unmittelbar nach Abschluss der medikamentösen Therapie sind die meisten Abszesse sonographisch noch sichtbar. Dies sollte kein Grund sein, die Behandlung zu verlängern. Der sterile Abszessinhalt wird innerhalb weniger Wochen resorbiert. Gelegentlich kann die Rückbildung jedoch Monate und in Einzelfällen bis zu zwei Jahre in Anspruch nehmen.

Im Gegensatz zu pyogenen Leberabszessen müssen Amöbenabszesse in der weit überwiegenden Mehrzahl der Fälle nicht drainiert werden, und können erfolgreich medikamentös therapiert werden.

> ❗ **Eine Aspiration des Abszessinhalts** muss aufgrund möglicher Komplikationen, wie z. B. Amöbenperitonitis, unterbleiben.

Nur bei rupturgefährdeten Abszessen, in der Regel kapselnahe gelegen und >10 cm im Durchmesser, erfolgt eine Drainage durch sonographisch gesteuerte **perkutane Aspiration, nach vorheriger Gabe von Metronidazol.** Das Ergebnis der serologischen Untersuchungen muss nicht abgewartet werden.

Eine **chirurgische Drainage** ist nur nach Ruptur eines Abszesses, bei ungenügendem Ansprechen auf die medikamentöse Therapie oder Insuffizienz der perkutanen Drainage indiziert.

2.6   Schistosomiasis

Nach der Malaria ist die Schistosomiasis mit 200 Mio. infizierten Menschen und jährlich etwa 200 000 Todesfällen die zweithäufigste humane Parasitose. Sie ist weltweit eine der häufigsten Ursachen der portalen Hypertension. In Gebieten mit hoher Prävalenz liegt das Inzidenzmaximum zwischen dem 10. und 14. Lebensjahr.

Die hepatische Schistosomiasis (Bilharziose) wird vorwiegend durch **Schistosoma mansoni** und **japonicum** hervorgerufen. **Schistosoma mekongi** und **intercalatum** verursachen hepatische Infektionen in Südostasien bzw. in Westafrika, S. haematobium die Blasenbilharziose.

Praziquantel ist gegen alle Schistosomenarten wirksam. Die Heilungsraten liegen bei 70–95%.

Schistosoma mansoni und intercalatum

Praziquantel 40 mg/kgKG p.o. als Einmaldosis.

Schistosoma japonicum und mekongi

Praziquantel 20 mg/kgKG p.o. q8 h für 24 h.

Bei etwa 30% der Patienten treten unter Praziquantel in aller Regel milde und vorübergehende Nebenwirkungen auf, wie Benommenheit, Kopfschmerzen, Übelkeit, Erbrechen, abdominelle Schmerzen, Diarrhö und Juckreiz. Sie sind z.T. durch das Medikament hervorgerufen, z.T. Folge der Immunreaktion des Wirtes auf Bestandteile der absterbenden Erreger.

Eine bestehende portale Hypertension und ihre Komplikationen werden nach den im Kapitel 3 dargelegten Grundsätzen therapiert.

2.7   Fasziolose

Fasciola hepatica (großer Leberegel) und Fasciola gigantica (bis zu 7,5 cm lang) sind weltweit vorkommende Würmer, die Schafe, Ziegen und Rinder infizieren. Der Mensch steckt sich durch den Verzehr von Wasserpflanzen (z. B. Wasserkresse) an, an denen Metazerkarien der Parasiten haften.

Praziquantel, Mebendazol und Albendazol sind unwirksam.

> Die Therapie mit Bithionol 10–17 mg/kgKG p. o. tid, jeden 2. Tag, insgesamt 10- bis 15-mal, erreicht wechselnde Heilungsraten zwischen 50 und 90%.

Sobald verfügbar, wird ein neues Imidazolderivat, Triclabendazol 10–12 mg/kgKG p.o. qd × 1–2 Tage, Mittel der Wahl sein.

Die Resorption wird durch die Einnahme nach dem Essen verbessert. Bei ungenügendem Ansprechen kann die Therapie nach mehreren Wochen wiederholt werden. Die Heilungsraten sollen, bei guter Verträglichkeit, nahezu 100% betragen.

2.8   Echinokokkose

Die Echinokokkose ist eine weltweit verbreitete parasitäre Infektion. Erreger der zystischen Echinokokkose mit meist unilokularen Zysten ist der Hundebandwurm Echinococcus granulosus (cysticus). Ursache der alveolären Echinokokkose mit meist multilokularen Zysten und infiltrativem Wachstum ist der Fuchsbandwurm Echinococcus multilocularis (alveolaris). Echinococcus vogeli verursacht die polyzystische Echinokokkose. Die Infektion mit Echinococcus oligarthros (Südamerika, Afrika) ist extrem selten und für den Menschen von untergeordneter Bedeutung.

Weltweit sind Echinokokken die häufigste Ursache erworbener Leberzysten. 70% der Zysten von E. cysticus und 98% der Zysten von E. alveolaris sind in der Leber lokalisiert.

Die diagnostische Punktion einer Echinokokkuszyste hat zu unterbleiben, da anaphylaktische Reaktionen bei Ausschüttung der Hydatidenflüssigkeit in die Peritonealhöhle und eine Verschleppung von Scolices vorkommen können.

Zystische Echinokokkose

Therapie der Wahl ist die chirurgische Exstirpation.

Vor der operativen Entfernung sollte zur Devitalisierung der Scolices, nach möglichst vollständiger intraoperativer Aspiration des Zysteninhalts, skolizide 0,5%-ige Na-Hypochloritlösung oder 0,5%-ige Silbernitratlösung in die Zyste injiziert werden. Besteht eine Kommunikation der Zyste mit dem biliären System, dürfen diese Lösungen nicht instilliert werden, da sie das Gallengangepithel schädigen und zu sklerosierenden Cholangitiden führen können.

Bei inoperablen Patienten erfolgt nach Beginn der medikamentösen Therapie (s.u.) die **perkutane Zystendrainage** mit sonographisch gesteuerter Instillation von Ethanol oder hypertoner Kochsalzlösung.

Indikationen für die medikamentöse Therapie sind
- inoperable Erkrankung,
- multiple Zysten in zwei oder mehr Organen,
- peritoneale Zysten,
- unvollständige chirurgische Resektion, Rezidiv oder perioperativ,
- Prävention der sekundären Echinokokken-Aussaat nach spontaner Ruptur oder Zystenaspiration.

2

🛈 **Mittel der Wahl** ist **Albendazol 400 mg p. o. bid** × 4 Wochen, 3–6 Monatszyklen, unterbrochen von jeweils 14-tägigen Pausen.

Alternativ kann **Mebendazol 15–17 mg/kgKG p. o. tid** (nicht > 6 g/d) × 4 Wochen, 3–6 Monatszyklen mit jeweils 14-tägigen Pausen, verabreicht werden.

Albendazol erreicht nach oraler Gabe höhere Spiegel i. S. und in den Zysten als Mebendazol, da weniger als 10% des oral verabreichten Mebendazols resorbiert werden.

Nach einer Empfehlung der WHO sollten die Medikamentenspiegel zwei bis vier Wochen nach Beginn der Therapie und danach in dreimonatigen Intervallen kontrolliert werden.

Erregerfreie, verkalkte Zysten können in der Leber verbleiben, sie bedürfen keiner weiteren Therapie. Nach operativer Resektion »aktiver« Zysten kommt es bei 20% der Patienten zu Rezidiven.

Alveoläre Echinokokkose

Die alveoläre Echinokokkose verhält sich klinisch wie ein infiltrativ wachsender Tumor. Unbehandelt endet die Infektion tödlich. Nur 10–30% der nicht operierten Patienten überleben 10 Jahre.

Bei der alveolären Echinokokkose bieten nur die **Teilhepatektomie** (bei lokalisierten Läsionen) und die **Lebertransplantation** eine Aussicht auf Heilung, die insgesamt sehr selten ist. Rezidive können noch bis zu 25 Jahre nach dem operativen Eingriff auftreten.

🛈 Bei inoperablen Patienten erfolgt die **medikamentöse Therapie** wie bei E. granulosus, allerdings **in höherer Dosierung und über mehrere Jahre** mit
Albendazol 5–7,5 mg/kgKG p. o. bid
oder
Mebendazol 25 mg/kgKG p. o. bid (maximal 6 g/d).

Die Dosierung erfolgt einschleichend mit dem Ziel, die gewünschte Tagesdosis nach ca. 7–10 Tagen zu erreichen.

Bei Langzeitanwendung ist bei beiden Medikamenten, die ansonsten gut verträglich sind, mit **Nebenwirkungen** zu rechnen: Erhöhungen der Aminotransferasen (27%), leichtgradige Proteinurie (21%), passagere partielle Alopezie (18%), uncharakteristische gastrointestinale Beschwerden (16%) und neurologische Symptome wie Schwindel oder Schlaflosigkeit (11%) sowie eine Leukopenie (6%).

2.9 Hepatolienale Candidose

Die hepatosplenische Candidose (chronische disseminierte Candidiasis) betrifft in > 90% der Fälle Patienten mit akuten Leukämien und aplastischen Anämien. Bei einem Viertel der Patienten ist die Leber isoliert, in ca. 15% nur die Milz und in den restlichen Fällen sind beide Organe gleichzeitig betroffen.

Das klinische Bild der schwerkranken Patienten wird vom Grundleiden geprägt. Die Diagnose erfolgt durch den bioptischen Pilznachweis (**häufigster Erreger: Candida albicans**) aus den fokalen Leberläsionen.

Zur Therapie der invasiven Candidose stehen **Fluconazol, Voriconazol, Amphotericin B** und **Caspofungin** zur Verfügung. Eine lang andauernde Behandlung ist zur vollständigen Ausheilung erforderlich.

Der Therapiebeginn erfolgt in der Regel mit **Fluconazol** initial **800 mg i.v. qd**, nach einigen Tagen **400 mg i.v. qd**.
Bei Patienten, die auf Fluconazol nicht ansprechen oder bei Infektionen mit nicht-albicans-Spezies (**Fluconazol ist bei C. krusei unwirksam, bei C. glabrata weniger wirksam**), kann
Voriconazol am ersten Tag **6 mg/kgKG i.v. bid**, danach **4 mg/kgKG i.v. bid**

2

oder

Amphotericin B, zunächst einschleichend mit 0,1–0,25 mg/ kgKG i.v. qd, anschließend tägliche Dosissteigerung um 0,1–0,25 mg/kgKG, bis zum Erreichen der Zieldosis von 0,6–0,7 mg/kgKG i.v. qd, eingesetzt werden. **Eine Gesamtdosis von 4–5 g sollte nicht überschritten werden.**

Liposomales Amphotericin B kann in einer Dosis von bis zu **4 mg/kgKG** i.v. qd, bis zu einer **Gesamtdosis von 16 g,** verabreicht werden.

In den bisher vorliegenden wenigen Studien ist **Caspofungin** am ersten Tag **70 mg i.v.,** danach **35–50 mg i.v. qd** bei invasiver Candidiasis gleich wirksam wie Amphotericin B. Allerdings ist Caspofungin nur für die Aspergillose zugelassen, eine Zulassung für die invasive Candidose liegt bislang nicht vor.

❗ Die Therapie wird bis zur Verkalkung der fokalen Leberläsionen oder bis zu deren Verschwinden fortgesetzt.

Zu frühes Absetzen führt zu Rezidiven.

Unter der antimykotischen Therapie können Chemotherapien, inkl. ablative Therapien für die Knochenmark- oder Stammzellentransplantation fortgesetzt werden.

Die Behandlung der hepatolienalen Candidose wird auch unter laufender Chemotherapie fortgeführt.

Leberzirrhose und Folgeerkrankungen

Die Leberzirrhose stellt das Spätstadium chronisch progredienter Lebererkrankungen unterschiedlicher Ätiologie dar. Sie ist durch **Leberzelluntergang, Bindegewebsvermehrung** und einen **knotigen Organumbau** mit Verlust der normalen Läppchenarchitektur gekennzeichnet.

In Europa und Nordamerika ist die Leberzirrhose in etwa 40–60% der Fälle Folge eines chronischen Alkoholabusus. In 25–30% wird sie durch chronische Virushepatitiden, vorwiegend B und C, verursacht.

Trotz intensiver Diagnostik bleibt die Ätiologie in 10–15% der Fälle unklar (kryptogene Zirrhose). Die meisten kryptogenen Leberzirrhosen entstehen vermutlich auf dem Boden einer langjährigen nichtalkoholischen Fettlebererkrankung.

Verlauf und Prognose hängen von der Ursache der Zirrhose und vom Ausmaß der Komplikationen (▶ s. Abschn. 3.1–3.7) ab. Unabhängig von der Ätiologie korrelieren die Stadien der **Child-Pugh-Einteilung** (◼ Tabelle 3.1) recht gut mit den **Ein-** bzw. **Zweijahresüberlebensraten.**

Ein- bzw. Zweijahresüberlebensraten

- Child A: 100 bzw. 85%,
- Child B: 80 bzw. 60%,
- Child C: 45 bzw. 35%.

⬛ Tabelle 3.1. Child-Pugh-Stadien der Leberzirrhose

Parameter	Punkte		
	1	2	3
Aszites	0	+/++	+++
Enzephalopathie[a]	Keine	Grad I/II	Grad III/IV
Albumin i.S. (g/dl)	>3,5	2,8–3,5	<2,8
Bilirubin i.S. (μmol/l)[b]	<35	35–51	>51
bei PBC[c], PSC[d]	<69	69–170	>170
Quick-Wert (%)	>70	40–70	<40
INR	<1,7	1,8–2,3	>2,3

[a] Stadien des Leberkomas nach Trey et al. (1966)

[b] 17 μmol/l = 1 mg/dl.

[c] PBC primär biliäre Zirrhose.

[d] PSC primär sklerosierende Cholangitis.

Die Einteilung erfolgt nach Addition der Score-Punkte der einzelnen Parameter.

- 5–6 Punkte: Child A (gut kompensierte Erkrankung)
- 7–9 Punkte: Child B (signifikante Funktionseinbuße)
- 10–15 Punkte: Child C (dekompensierte Erkrankung)

3.1   Aszites

Die Entwicklung eines Aszites ist ein prognostisch einschneidendes Ereignis im natürlichen Verlauf der Leberzirrhose. Die Wahrscheinlichkeit, 1 und 5 Jahre nach der ersten Aszitesepisode noch zu leben, beträgt etwa 50 bzw. 20%. Der Anstieg der Kreatininkonzentration i.S. auf >1,5 mg% ist mit einer Letalität von bis zu 80% in 6–12 Monaten verbunden.

Prädiktoren einer ungünstigen Prognose bei Patienten mit
noch normalem Harnstoff-Stickstoff und Serumkreatinin zeigt
die folgende Übersicht.

Prädiktoren einer ungünstigen Prognose
- Gestörte Fähigkeit zur Ausscheidung von freiem
  Wasser (Wasserdiurese nach Wasserbelastung[1])
- Verdünnungshyponatriämie
- Starke Natrium-Retention (verminderte Na^+-Aus-
  scheidung)
- Abnahme der glomerulären Filtrationsrate
- Erhöhte Plasmarenin-Aktivität
- Erhöhte Noradrenalin-Konzentration im Plasma
- Arterielle Hypotonie

Je nachdem, ob der Aszites allein mit Salzrestriktion und Diuretikatherapie auszuschwemmen ist oder nicht, lässt sich
ein **einfacher (unkomplizierter)** von einem **komplizierten (prob-
lematischen) Aszites** (◘ Tabelle 3.2) unterscheiden.

🛈 Die **Aszitesbehandlung ist eine Stufentherapie** (◘ Tabelle 3.3).

Mit zunehmendem Schweregrad werden invasivere Methoden
zu seiner Ausschwemmung eingesetzt.

---

[1] 20 ml/kgKG 5% Glukose innerhalb 45 min i.v., 15 min nach Ende der Infusion wird das Urinvolumen über 90 min bestimmt.

Urinvolumen		
>8 ml/min	=	normale Wasserdiurese
3–8 ml/min	=	mäßige Einschränkung der Wasserdiurese
<3 ml/min	=	stark eingeschränkte Wasserdiurese

◻ Tabelle 3.2. Schweregrade des Aszites

	Einfacher Aszites	Problematischer Aszites
Ausprägung	Grad 1[a] oder 2[b]	Grad 3[c]
Enzephalopathie	–	+
Na$^+$ im 24-h-Urin	>20 mmol	<10 mmol
Na$^+$ i.S.	>130 mmol/l	<130 mmol/l
K$^+$ i.S.	3,6–4,9 mmol/l	<3,5 oder >5 mmol/l
Kreatinin i.S.	<1,5 mg%	>1,5 mg%
Albumin i.S.	>3,5 g/dl	<3,5 g/dl

[a] Geringer Aszites, nur sonographisch erkennbar.

[b] Mäßiger Aszites, bei körperlicher Untersuchung durch symmetrisch ausladendes Abdomen erkennbar.

[c] Ausgeprägter, gespannter Aszites.

Bettruhe

Die aufrechte Position aktiviert den Sympathikus und das Renin-Angiotensin-Aldosteron-System und führt über eine Verminderung der renalen Perfusion zu einer Verminderung der glomerulären Filtrationsrate und der Na$^+$-Ausscheidung im Urin. Bettruhe kann in Einzelfällen das Ansprechen auf Diuretika verbessern. Allerdings gibt es bisher keine gesicherte Evidenz dafür, dass Bettruhe die Wirksamkeit der medikamentösen Aszitesbehandlung steigert.

Diät

Reduktion der oralen Na$^+$-Zufuhr auf 50–90 mmol/d (~ 3–5,2 g). Eine weitere Reduktion auf < 3 g/d ist nicht zumutbar, da Kost ungenießbar.

◻ **Tabelle 3.3.** Stufentherapie des Aszites

Stufe	Maßnahmen	Erfolgsrate
1	Bettruhe und Natriumrestriktion auf 50–90 mmol/d (~3–5,2 g Kochsalz) + Flüssigkeitsrestriktion auf 1–1,5 l/d	10–15%
2	Zusätzlich: Aldosteronantagonist, z.B. Spironolakton, bis 400 mg/d p.o.	65%
3	Zusätzlich: Schleifendiuretikum, z.B. Furosemid, bis 160 mg/d p.o. oder i.v. oder Xipamid, bis 40 mg/d p.o.	85–90%
4 (refraktärer Aszites)	Parazentese 4–6 l/d; nach jeder Parazentese ≥5 l: 8 g Albumin i.v. pro Liter abgelassenen Aszites. Falls erfolglos: TIPS	

Orale Flüssigkeitsbeschränkung auf 1,5 l/d und bei stärkerer Verdünnungshyponatriämie (≤ 120 mEq/l) auf 1 l/d.

Eine **Restriktion der Eiweißzufuhr** sollte nur bei klinischen Zeichen einer hepatischen Enzephalopathie erfolgen.

Diuretika

Bei 85–95% der Patienten gelingt es, mit Diät und Diuretika den Aszites auszuschwemmen. Die einfachste Therapiekontrolle ist das tägliche Wiegen.

🛈 Der täglich angestrebte Gewichtsverlust beträgt bei Patienten mit peripheren Ödemen 1 kg, ohne periphere Ödeme 500 g.

Hauptindikationen für den Einsatz von Diuretika bei Patienten mit Leberzirrhose sind:

- milder bis mäßiger Aszites,
- ausgeprägter Aszites, der mittels Parazentese, z.B. aufgrund von Peritonealverwachsungen, nicht mobilisiert werden kann,
- Patienten mit Ödemen ohne Aszites,
- Verhinderung des Aszitesrezidivs nach therapeutischer Parazentese.

Kaliumsparende Diuretika

Spironolakton oder Canrenoat ist das Diuretikum der Wahl für die Initialbehandlung.

🛈 Beginn der Therapie mit **100–200 mg p.o. qd**. Maximale tägliche Dosis 400 mg.

Nebenwirkungen: Gynäkomastie. Bei Patienten mit Niereninsuffizienz metabolische Azidose mit oder ohne Hyperkaliämie.

Amilorid oder **Triamteren** sind in Deutschland nur in Kombination mit Thiaziddiuretika erhältlich. Beide Substanzen verursachen zwar keine Gynäkomastie, sind aber dem Spironolakton in der Aszitesausschwemmung unterlegen.

Schleifendiuretika

🛈 **Furosemid** initial **20–40 mg p.o. qd – bid**. Je nach Ansprechen, bis auf 160 mg täglich steigern.

Nebenwirkungen: Hypokaliämie, metabolische hypochlorämische Alkalose, Hyponatriämie, Hypovolämie mit Nierenfunktionsstörungen.

Nebenwirkungen der Diuretikatherapie treten bei bis zu 30% der Patienten auf. Es handelt sich in erster Linie um Hyponatriämie, Hypokaliämie, hepatische Enzephalopathie, Nierenfunktionsstörungen, hepatorenales Syndrom, Gynäkomastie, Muskelkrämpfe (Muskelkrämpfe bei Patienten mit Aszites sind häufig Folge der effektiven Hypovolämie). Bei starken Muskelkrämpfen Versuch mit Albumin, Chinidin, Chinin, Zinksulfat oder Magnesium möglich.

Praktisches Vorgehen

Ein milder bis moderater Aszites kann zunächst allein mit Spironolakton 100 mg p.o. qd – bid behandelt werden. Bei Nichtansprechen zusätzliche Gabe von Furosemid 40 mg p.o. qd. Die Dosierungen werden dem klinischen Ansprechen, unter Kontrolle der Elektrolyte und der Nierenretentionswerte, angepasst.

Anstelle von Furosemid können auch Torasemid oder Thiaziddiuretika, z. B. Xipamid, oder seltener Hydrochlorothiazid eingesetzt werden (◙ Tabelle 3.4).

Unter stationären Bedingungen kann die Diuretikatherapie anhand der Na^+-Ausscheidung im Urin gesteuert werden. Bei Patienten, die auf die diuretische Therapie nicht ansprechen, sollte die Na^+-Ausscheidung im 24-Stunden-Urin bestimmt werden. **Patienten, die > 90 mmol Na^+/d ausscheiden, deren Aszites aber nicht abnimmt, halten keine adäquate Salzrestriktion ein.**

Liegt keine Niereninsuffizienz vor und beträgt die Na^+-Ausscheidung > 30 mEq/l, kann Spironolakton allein, in einer Dosierung von 100–200 mg/d eingesetzt werden. Dosen > 400 mg/d führen zu keiner Wirkungssteigerung.

Liegt die Na^+-Ausscheidung im Urin bei 10–30 mEq/l, wird ein Thiazid- oder Schleifendiuretikum hinzugegeben, z. B. Furosemid 40–160 mg/d oder Xipamid 40 mg/d.

Beträgt die Na^+-Ausscheidung im Urin < 10 mEq/l wird zusätzlich eine großvolumige Parazentese durchgeführt.

◩ Tabelle 3.4. Diuretika in der Aszitestherapie

Arzneistoff	Dosis (mg)	Wirkungs-eintritt (h)	Wirkungs-dauer (h)	HWZ (h)
Thiaziddiuretika				
Hydrochloro-thiazid	12,5 qd–bid	1	6–12	2,5
Xipamid	20–40 qd–bid	1	12	5–8
Indapamid[a]	2,5 qd–bid	2–3	24–36	14–18
Schleifendiuretika				
Furosemid	40–80 qd–bid	0,5	4–6	1
Torasemid	5–20 qd–bid	1–2	6–8	3
Kaliumsparende Diuretika				
Spirono-lakton[b]	50–200 qd–bid	1–2 Tage	3–5 Tage	14–24

[a] Aufgrund der langen HWZ sollte es bei Patienten mit Leberzirrhose und Aszites eher zurückhaltend eingesetzt werden.

[b] Wird hepatisch in die aktiven Metaboliten Canrenon und 7α-Thio-methylspironolacton umgewandelt.

Bei hospitalisierten Patienten kann die großvolumige Parazen-tese frühzeitig eingesetzt werden.

Großvolumige Parazentese

Initiale Behandlungsmethode der Wahl bei Patienten mit ge-spanntem (Grad 3) und refraktärem Aszites. Die großvolumige Parazentese führt schneller zum Erfolg, verkürzt die Dauer des stationären Krankenhausaufenthaltes und ist mit weniger Komplikationen behaftet als die alleinige Diuretikatherapie.

Fehlen Zeichen einer hepatischen Enzephalopathie, sind eine gastrointestinale Blutung oder eine bakterielle Infektion ausgeschlossen, kann die großvolumige Parazentese auch ambulant durchgeführt werden (▶ s. »Therapie des refraktären Aszites«).

> Ziel ist die komplette Beseitigung des Aszites. **In einer Sitzung können 4–6 (–10) l Aszites abgelassen werden.** Die totale Parazentese, bei der in einer Sitzung der gesamte Aszites abgelassen wird, ist ebenso effektiv und sicher wie wiederholte partielle Parazentesen.

Bei einer Parazentese von ≥5 l können durch akute Verminderungen des effektiven Blutvolumens und Aktivierung des Renin-Angiotensin-Aldosteron-Systems gehäuft **Komplikationen** auftreten, wie Verdünnungshyponatriämie mit raschem Wiederauftreten des Aszites, Nierenfunktionsstörungen mit bei bis zu 20% der Patienten irreversiblem Nierenversagen.

> Die großvolumige Parazentese (≥5 l) muss – auch bei Patienten mit peripheren Ödemen – mit einer Expansion des Plasmavolumens einhergehen.

Albumin ist der Plasmaexpander der Wahl. Aufgrund seiner längeren intravasalen Verweildauer ist Albumin bei Parazentesen von ≥5 l Plasmaexpandern auf Dextranbasis in der Prophylaxe von Kreislaufkomplikationen überlegen. Einen Überlebensvorteil bietet Albumin aber nicht.

> Pro Liter abgelassenen Aszites werden 8 g Albumin i. v. infundiert.

Nachteile des Albumins sind sein hoher Preis und die Möglichkeit der Übertragung von Infektionen (nicht inaktivierte Viren, Prionerkrankungen).

Dextrane, Hydroxyethylstärke, Kolloide auf Kollagenbasis sind zwar ebenso effektiv wie Albumin in der Verhinderung der Hyponatriämie und von Nierenfunktionsstörungen, aber die Aktivierung des RAA-Systems nach Parazentese wird durch Albumin wirksamer unterdrückt als durch andere Plasmaexpander.

Mögliches Vorgehen in der Praxis:

Bei **Parazentese** ≤5 l vorsichtige Volumenexpansion unter Kontrolle von Puls und Blutdruck mit synthetischem Plasmaexpander.

Bei **Parazentese** >5 l Volumenexpansion mit Albumin 8 g/l abgelassenen Aszites.

Die Parazentese macht die Diuretikatherapie nicht überflüssig! An die großvolumige Parazentese schließt sich die Diuretikatherapie (s. oben) an.

Refraktärer Aszites

Ein therapierefraktärer Aszites tritt bei 5–10% der Aszitespatienten auf. Seine Prognose ist mit Einjahresüberlebensraten von < 50% äußerst ernst.

Diagnostische Kriterien des refraktären Aszites

- Therapiedauer
  Patienten müssen über mindestens eine Woche intensiv diuretisch (Spironolakton 400 mg/d und Furosemid 160 mg/d) behandelt werden unter Beachtung einer diätetischen Salzrestriktion von 50–90 mmol/d.
- Fehlen einer Therapieantwort
  Mittlerer Gewichtsverlust < 0,8 kg in 4 Tagen und Na^+-Ausscheidung im 24 h Urin geringer als orale Na^+-Aufnahme.
- Frühes Aszitesrezidiv
  Wiederauftreten eines Grad 2 oder 3 Aszites innerhalb von 4 Wochen nach initialer Mobilisierung.

- Diuretika-induzierte Komplikationen
  - Hepatische Enzephalopathie: Entwicklung einer Enzephalopathie nach Ausschluss anderer auslösender Faktoren.
  - Niereninsuffizienz: Zunahme des Serumkreatinins um >100% auf > 2 mg/dl.
  - Hyponatriämie: Abfall der Na^+-Konzentration im Serum um >10 mmol/l auf < 125 mmol/l.
  - Hypokaliämie: K^+-Konzentration im Serum < 3 mmol/l.
  - Hyperkaliämie: K^+-Konzentration im Serum > 6 mmol/l.

Als **diuretikaresistent** bezeichnet man einen Aszites, der trotz mindestens einwöchiger intensiver diuretischer Therapie (z. B. Spironolakton 400 mg/d und Furosemid 160 mg/d) und diätetischer Na^+-Restriktion (50 mEq/d) – unter Ausschluss der Einnahme von nichtsteroidalen Antirheumatika – nicht mobilisiert werden kann oder der trotz diuretischer Behandlung und Beachtung der Flüssigkeits- und Salzrestriktion früh rezidiviert.

Ein **mit Diuretika unbehandelbarer Aszites** liegt vor, wenn die Entwicklung diuretikaassoziierter Komplikationen die Anwendung effektiver Diuretikadosen verhindert. Hierzu zählen die durch Diuretika induzierte hepatische Enzephalopathie, Niereninsuffizienz, Hyponatriämie, Hypo- oder Hyperkaliämie.

Therapie des refraktären Aszites

Wiederholte großvolumige Parazentesen

Die großvolumige Parazentese kann alle 10–14 Tage, auch ambulant, wiederholt werden. Die Gefahr einer bakteriellen Peritonitis ist hierbei gering. Asziteskulturen müssen nicht bei jeder Punktion angelegt werden. Eine Antibiotikaprophylaxe ist nicht erforderlich. Allerdings empfiehlt sich die Bestimmung der Anzahl der Neutrophilen/mm^3 Aszites.

Peritoneovenöser Shunt

Der peritoneovenöse Shunt (PVS) stellt eine operativ hergestellte unidirektionale Verbindung zwischen Peritonealhöhle und rechtem Herzen dar, durch die Aszites aus dem Bauchraum in den systemischen Kreislauf gelangt. **Er entspricht funktionell einer kontinuierlichen Parazentese mit intravenöser Reinfusion des Aszites.**

Im Vergleich zur großvolumigen Parazentese mit Albumininfusion führt der PVS zu keiner signifikanten Verlängerung der Überlebenszeit, ist aber in bis zu 40% der Fälle mit z. T. ernsten Komplikationen verbunden, wie z. B. akute Volumenüberlastung mit Lungenödem, Myokardinfarkt, bakterielle Peritonitis, Sepsis, Peritonealfibrose, disseminierte intravasale Gerinnung, Thrombose einer zentralen Vene, Shuntverschluss. Er wird daher heute nicht mehr durchgeführt.

Transjugulärer portosystemischer Shunt

Der transjuguläre portosystemische Shunt (TIPS) ist ein nichtchirurgisches **Verfahren zur portalen Dekompression**, bei dem unter radiologischer Kontrolle eine intrahepatische Verbindung zwischen der Pfortader und dem Lebervenensystem hergestellt wird. **Er entspricht funktionell einem portokavalen Seitzu-Seit-Shunt** und hat die chirurgisch platzierten Shunts weitgehend ersetzt.

> ⓘ Der TIPS ist hocheffektiv in der Beseitigung des refraktären Aszites.

Sein Einsatz sollte erwogen werden bei Patienten, die häufiger Parazentesen (> 3/Monat) bedürfen, die Parazentesen nicht tolerieren oder bei denen eine großvolumige Parazentese, z. B.

aufgrund ausgeprägter Peritonealverwachsungen, nicht möglich ist.

Er führt zu einem Anstieg des Herzauswurfs, der Druckwerte im rechten Vorhof und in der A. pulmonalis mit einem sekundären Abfall des systemischen Gefäßwiderstands, Zunahme des Lungengefäßwiderstands und des effektiven arteriellen Blutvolumens, Verbesserung der Nierenfunktion und Zunahme der Na^+-Ausscheidung (weniger effektiv bei > 60-Jährigen und bei prä-TIPS Kreatinin-Clearance < 40 ml/min).

Akute Komplikationen: Leberkapselruptur mit intraabdomineller Blutung. **Spätfolgen:** Verschlechterung der Leberfunktion, erhöhte Inzidenz der hepatischen Enzephalopathie (in ca. 30%; bei > 60-Jährigen höher), Shuntobstruktion bzw. TIPS-Verschluss, hämolytische Anämie, Herzinsuffizienz durch Zunahme der Vorlast bei Patienten mit Herzerkrankungen. Daher vor Anlage eines TIPS die EF bestimmen.

TIPS-Anlage nur bei Patienten mit EF > 55%.

Der TIPS ist ein effektives Verfahren zur Überbrückung der Wartezeit bis zur Lebertransplantation.

Lebertransplantation

Die Lebertransplantation sollte beim refraktären Aszites, insbesondere bei Auftreten von Komplikationen, wie spontan bakterielle Peritonitis oder hepatorenales Syndrom, frühzeitig in die therapeutischen Überlegungen einbezogen werden. Transplantierte Patienten haben eine 5-Jahresüberlebenswahrscheinlichkeit von 70–80%.

Patienten mit einer oder mehreren der nachfolgenden Veränderungen haben eine schlechte Prognose und sollten als **Kandidaten für die Lebertransplantation** gelten:

- Eingeschränkte Fähigkeit der freien Wasserausscheidung (Urinmenge < 8 ml/min nach einer intravenösen Belastung mit 5%-iger Glukose 20 ml/kgKG, ▶ s. S. 75),

— Verdünnungshyponatriämie (Na^+ im Serum < 130 mmol/l
ohne diuretische Therapie),
— arterielle Hypotonie (mittlerer arterieller Druck
< 80 mmHg ohne diuretische Therapie),
— verminderte glomeruläre Filtrationsrate (Kreatinin im Serum $> 1{,}2$ mg/dl ohne diuretische Therapie),

◻ **Tabelle 3.5.** Fehler in der Aszitesbehandlung

Befund	Falsch	Richtig
Ausgeprägte Hyponatriämie	NaCl-Zufuhr	Flüssigkeitsrestriktion (allerdings selten effektiv in der Beseitigung der Verdünnungshyponatriämie). Bei zu starker Flüssigkeitsrestriktion Gefahr einer weiteren Verschlechterung der Nierenfunktion. Möglicherweise in Zukunft: Vasopressin 2-Rezeptor-Antagonisten.
Eingeschränkte Nierenfunktion (Serumkreatinin > 2 mg%; Kreatinin-Clearance < 40 ml/min bei Ausschluss einer organischen Nierenerkrankung)	Erhöhung der Diuretikadosis	Vorsichtige Volumenzufuhr. Evtl. Vasopressinanalogon (Ornipressin).
Ausgeprägter Aszites	Massive diuretische Therapie	Einschleichende Diuretikagaben unter Beachtung des anzustrebenden täglichen Gewichtsverlustes. Parazentese

- ausgeprägte Na$^+$-Retention (Na$^+$-Ausscheidung im Urin < 10 mmol/24 h unter einer moderaten Na$^+$-armen Kost und ohne diuretische Therapie).

Häufige Fehler in der Aszitestherapie sind in ◘ Tabelle 3.5 zusammengefasst.

3.2 Spontan bakterielle Peritonitis

Die spontan bakterielle Peritonitis (SBP) ist eine lebensbedrohliche Infektion des Aszites ohne nachweisbare intraabdominelle Infektionsquelle. Sie tritt vorwiegend bei Patienten mit fortgeschrittener Leberzirrhose auf.

Erregerspektrum

In ca. 80% der Fälle gramnegative Keime. Häufigster Erreger ist E. coli, gefolgt von Klebsiella-Spezies und anderen gramnegativen Keimen der intestinalen Flora (z. B. Enterococcus faecalis). Grampositive Bakterien, am häufigsten Streptokokken-Spezies, werden in etwa 20% gefunden. Anaerobier treten in nicht mehr als 5% auf.

Über 90% aller SBP sind monomikrobiell.

Anhand der **Zahl neutrophiler Granulozyten/mm^3 Aszites** und dem Ergebnis der **Asziteskultur** werden unterschieden:

Kultur-positiver, neutrozytärer Aszites: positives Kulturergebnis und ≥ 250 Neutrophile/mm^3 Aszites. Diese Befundkonstellation ist charakteristisch für eine SBP.

Kultur-negativer, neutrozytärer Aszites: ≥ 250 Neutrophile/ mm^3 Aszites bei negativem Kulturergebnis. Bei diesem Er-
▼

gebnis ist auch an eine Tuberkulose oder Peritonealkarzinose zu denken.

Monomikrobieller, nicht neutrozytärer Bakteraszites: Nachweis eines Keimes in der Asziteskultur, Neutrophile < 250/mm³.

Polymikrobieller, nicht neutrozytärer Aszites: Nachweis zahlreicher Keime in der Asziteskultur, Neutrophile < 250/mm³. Dies kann Ausdruck einer versehentlichen Darmpunktion bei der diagnostischen Parazentese sein.

Primärprophylaxe

Eine antibiotische Prophylaxe zur Verhinderung der Erst-SBP bei Patienten mit Leberzirrhose und Aszites ist nicht erforderlich.

> Bei **Risikopatienten** (Gesamteiweiß im Aszites < 1,5 g/dl; gastrointestinale Blutung) reduzieren orale Antibiotika, z. B. **Norfloxacin 400 mg p.o. qd–bid** oder **Ciprofloxacin 500 mg p.o. bid**, das Risiko einer SBP um 9–23% und verbessern das akute Überleben. Sie sollten für etwa 7–10 Tage gegeben werden.

Therapie

Der Beginn der Therapie richtet sich nach dem klinischen Bild (Fieber, abdominelle Schmerzen, veränderter mentaler Status, Diarrhö) und der Zahl der Neutrophilen im Aszites (Ergebnis sollte 1–4 h nach Aszitespunktion vorliegen).

> Bei > 250 Neutrophilen/mm³ Aszites sollte mit der Antibiotikatherapie begonnen werden, ohne das Kulturergebnis abzuwarten.

Im Bedarfsfalle wird diese nach kulturellem Keimnachweis entsprechend dem Antibiogramm modifiziert.

Patienten mit kultur-negativem, neutrozytärem Aszites und symptomatische Patienten mit monomikrobiellem, nicht-neutrozytärem Bakteraszites werden in gleicher Weise behandelt wie Patienten mit klassischer SBP.

Bei asymptomatischen Patienten mit monomikrobiellem, nicht neutrozytärem Aszites kann mit der Therapie gewartet werden, da bei diesen Patienten der Aszites meist ohne Behandlung wieder steril wird.

Antibiotika der Wahl sind Cephalosporine der dritten Generation, z. B.

Ceftriaxon 2 g i. v. qd oder **Cefotaxim 2 g i. v. q8 h**, auf die 75–90% der Patienten ansprechen.

In leichteren Fällen kann **Ofloxacin 400 mg p.o. bid** oder **Ciprofloxacin 250–500 mg p.o. bid** verabreicht werden.

Die routinemäßige Gabe eines Mittels gegen Anaerobier, z. B. Metronidazol, ist nicht erforderlich und sollte nur bei kulturellem Nachweis anaerober Erreger erfolgen.

Die Behandlung wird bis zum Rückgang aller klinischen Zeichen der SBP und Abfall der Neutrophilen im Aszites auf $< 250/mm^3$ (wiederholte Aszitespunktionen) fortgesetzt. In der Regel dauert dies weniger als 6 Tage.

Empfehlungen zur Behandlung der SBP

— Bei klinischem Verdacht Beginn der empirischen Antibiotikatherapie unmittelbar nach Aszitespunktion, ohne Kenntnis des Kulturbefundes, mit einem Cephalosporin der dritten Generation, z. B. Ceftriaxon 2 g i. v. qd oder Cefotaxim 2 g i. v. q8 h.

— In leichteren Fällen (kein Schock, Serumkreatinin < 3 mg/dl, keine gastrointestinale Blutung) kann alternativ ein oraler Gyrase-Hemmer, z. B. Ofloxacin 400 mg p.o. bid oder Ciprofloxacin 500 mg p.o. bid, verabreicht werden.

— Dauer der Antibiotikatherapie: bis zum Rückgang der klinischen Infektionszeichen und Abfall der Neutrophilen im Aszites auf $< 250/mm^3$. In der Regel etwa 5–6 Tage.

— Albumin 1,5 g/kgKG i. v. zum Zeitpunkt der Diagnosestellung und 1 g/kgKG nach 48 h.

> ▬ Unmittelbar im Anschluss an die Therapie mit Langzeitprophylaxe beginnen, z.B. Ciprofloxacin 250–500 mg p.o. bid (möglicherweise genügen 750 mg p.o. qw), Norfloxacin 400 mg p.o. qd oder TMP/SMX 160/800 mg p.o. qd an 5 Tagen der Woche.

Albumin 1,5 g/kgKG i.v. zum Zeitpunkt der Diagnosestellung und 1 g/kgKG i.v. nach 2 Tagen reduziert die Aktivierung des Renin-Angiotensin-Aldosteron-Systems, verbessert die Kreislaufsituation und beugt bei Patienten mit Leberzirrhose und SBP einer Niereninsuffizienz vor. Es verbessert die Akutprognose und verlängert vermutlich auch das Langzeitüberleben.

Sekundärprophylaxe

Ohne Prophylaxe treten bei etwa zwei Drittel der Patienten SBP-Rezidive innerhalb eines Jahres auf. Daher schließt sich an die Behandlung der Erst-SBP die Sekundärprophylaxe an, z.B. mit **Norfloxacin 400 mg p.o. qd** oder **Ciprofloxacin 500 mg p.o. bid** oder **TMP/SMX 160/800 mg p.o. qd** an 5 Wochentagen.

Unter einer Langzeitsekundärprophylaxe wird eine Verschiebung des Erregerspektrums zu grampositiven Kokken sowie das Auftreten Chinolon-resistenter gramnegativer Keime beobachtet.

3.3   Gastroösophageale Varizen

Der wichtigste pathogenetische Faktor in der Entstehung und der Größenzunahme gastroösophagealer Varizen ist die portale Hypertension. Der hepatovenöse (portovenöse) Druckgradient (HPVG), errechnet aus der Differenz zwischen Lebervenenverschluss-

▼

und freiem Lebervenendruck, ist ein gutes Maß für den portal-venösen Druck. Varizen entstehen ab HPVG-Werten von 10–12 mmHg. Mit zunehmendem HPVG nehmen der transmurale Varizendruck, die Wandspannung der Varizen und das Blutungs-risiko zu. Bei kleinen Varizen (<5 mm) beträgt das Blutungsrisiko nach 2 Jahren ca. 7%, bei größeren Varizen erhöht es sich auf ca. 30%.

Primäre Blutungsprophylaxe

Hierunter versteht man die **Vermeidung der ersten Varizenblu-tung.** Der wichtigste Prädiktor einer Blutung und das beste Entscheidungskriterium für den Einsatz der Primärprophylaxe ist die Varizengröße.

Die primäre Blutungsprophylaxe ist indiziert bei Patienten mit hohem Blutungsrisiko (höhergradige, große Varizen mit endo-skopischen Risikozeichen, wie z.B.»red colour signs«, HPVG > 12 mmHg).

Der Einsatz von β-Blockern bei Zirrhosepatienten ohne oder mit nur kleinen Ösophagusvarizen (< 5 mm) ist nicht indi-ziert. Diese Patienten sollten in Abständen von 1–2 Jahren en-doskopisch kontrolliert und nur bei Größenzunahme der Vari-zen einer Primärprophylaxe zugeführt werden.

Die Kombination von nichtselektiven β-Blockern mit endosko-pischer Varizenligatur ist das derzeit effektivste Vorgehen in der primären Blutungsprophylaxe.

Medikamentöse Prophylaxe

Die Pharmakotherapie der portalen Hypertension erfolgt mit
- nichtselektiven β-Blockern sowie ggf. zusätzlich mit
- lang wirkenden **Nitraten.**

⚠️ Ziel der medikamentösen Therapie ist die Reduktion des HPVG um > 20% vom Ausgangswert oder auf < 12 mmHg.

Im ersten Fall wird das Blutungsrisiko deutlich unter 20% gesenkt, bei HPVG < 12 mmHg wird es nahezu eliminiert.

Die Effizienzkontrolle der medikamentösen Therapie erfolgt idealerweise durch Messung des HPVG vor Behandlung und etwa 1–2 Monate nach Behandlungsbeginn. Wenngleich das Verfahren in dafür spezialisierten Zentren ohne größeren Aufwand durchgeführt werden kann, sind diesem Vorgehen im klinischen Alltag Grenzen gesetzt, da es sich um eine invasive hämodynamische Methode handelt, die zudem wiederholt angewandt werden müsste. Als Surrogat wird daher in der Praxis die Reduktion der Ruheherzfrequenz um 25% vom Ausgangswert ohne Unterschreitung einer Pulsfrequenz von 55/min oder des systolischen Blutdrucks von 90 mmHg angestrebt. Der Abfall der Herzfrequenz ist aber kein zuverlässiges Maß der portalen Drucksenkung.

⚠️ β-Blocker der Wahl ist **Propranolol** 40–320 mg p.o./d verteilt auf 2–3 Dosen, alternativ **Nadolol** 40–240 mg p.o. qd.

Die pharmakologischen Eigenschaften von Propranolol und Nadolol sind in ◻ Tabelle 3.6 zusammengefasst.

Die Dosierung der β-Blocker wird durch wöchentliche Dosisanpassung individuell (Abfall der Herzfrequenz, RR-Kontrolle) ermittelt. Zum Beispiel Beginn mit Propranolol 20 mg p.o. bid und anschließend Dosissteigerung bis auf maximal 320 mg/d.

Nadolol ist weniger lipophil als Propranolol und passiert die Blut-Hirn-Schranke nicht. Es führt zu weniger Therapieabbrüchen (4%) aufgrund von Nebenwirkungen als Propranolol (bis zu 30%).

❏ Tabelle 3.6. Pharmakologische Eigenschaften von Propranolol und Nadolol

Substanz	HWZ (h)	Orale Bio- verfügbar- keit (%)	Bemerkungen
Propra- nolol	3–5	ca. 25	Ausgiebiger hepatischer Metabolismus (First-pass- Effekt). Metabolite werden im Urin ausgeschieden. Große interindividuelle Schwankungen der Plasma- konzentration nach oraler Gabe.
Nadolol	10–20	ca. 35	Wird zum großen Teil un- verändert im Urin ausge- schieden. Kumulationsge- fahr bei Niereninsuffizienz.

Von der Behandlung mit β-Blockern profitieren nur Patienten, bei denen der HPVG unter Therapie auf < 12 mmHg oder um mehr als 20% vom Ausgangswert abfällt. Das Blutungsrisiko wird im Durchschnitt um 50% – von 30 auf 15% – gesenkt.

Kontraindikationen für eine hochdosierte β-Blockertherapie (obstruktive Lungenerkrankungen, manifeste Herzinsuffizienz, periphere Durchblutungsstörungen) oder unerwünschte Nebenwirkungen (z.B. zu starker RR-Abfall) limitieren den Einsatz der β-Blocker.

Trotz adäquater β-Blockade werden bei bis zu zwei Dritteln der mit β-Blockern behandelten Patienten die o. g. optimalen Werte nicht erreicht.

Bei ungenügendem Ansprechen auf β-Blocker ist die zusätzliche Gabe eines lang wirkenden oralen Nitrats, z.B. Isosorbid-5-Mononitrat (20–40 mg p.o. qd–bid) zu erwägen.

Aufgrund seiner vasodilatierenden Eigenschaften senkt es den systemischen und splanchnischen, sowie den portalen Druck. In Kombination mit β-Blockern ist der Druckabfall etwas stärker als unter alleiniger β-Blockertherapie.

Unter einer Nitrat-Monotherapie kann sich die Nierenfunktion verschlechtern und ein vorbestehender Aszites zunehmen. Die alleinige Nitratprophylaxe ist nicht indiziert.

> ⚠ Abhängig vom Child-Stadium müssen 5–14 Patienten behandelt werden, um eine Blutungsepisode zu verhindern.

Bei mittleren und großen Varizen und bei höherem Child-Stadium scheint der primär prophylaktische Effekt der β-Blocker ausgeprägter zu sein, d.h. um den gleichen Effekt zu erzielen, müssen weniger Patienten behandelt werden.

Endoskopische Prophylaxe

Die Multibandligatur senkt die Rate der Erstblutungen um 30–40% und die blutungsbedingte Letalität im Verlauf von 2 Jahren um bis zu 30%. Patienten mit guter Leberfunktion (Child A) profitieren am meisten von der Gummibandligatur. Die endoskopische Sklerosierung von Ösophagusvarizen oder chirurgische Maßnahmen sind in der primären Blutungsprophylaxe nicht indiziert.

Nach endoskopischer Eradikation der Varizen ist die Gabe von β-Blockern als Dauertherapie fortzusetzen.

Empfehlungen zur Prophylaxe der ersten Varizenblutung (nach Bosch et al. 2003)

▬ Patienten mit Leberzirrhose ohne Varizen sollten zur Erkennung neu entstandener Varizen alle 2–3 Jahre endoskopiert werden.

▬ Nach derzeitiger Datenlage gibt es keine Evidenz, Patienten mit kleinen Varizen (< 5 mm) prophylaktisch zu behandeln. Patienten mit kleinen Varizen (< 5 mm) sollten zur Beurteilung der Größenzunahme der Varizen alle 1–2 Jahre endoskopiert werden.

▬ Patienten mit mittleren oder großen Varizen sollten bei fehlenden Kontraindikationen mit einem nichtselektiven β-Blocker behandelt werden. Nach derzeitiger Datenlage besteht keine Evidenz für den initialen kombinierten Einsatz eines nichtselektiven β-Blockers und Isosorbid-5-Mononitrat.

▬ Patienten mit mittleren oder großen Varizen, die aufgrund von Kontraindikationen oder Unverträglichkeit keine β-Blocker einnehmen können, sollten mittels endoskopischer Varizenligatur behandelt werden. Die alleinige Therapie mit Isosorbid-5-Mononitrat stellt bei diesen Patienten keine geeignete Behandlungsoption dar.

▬ Die Behandlung erfolgt lebenslang.

Therapie der akuten Blutung

Intensivmedizinische Maßnahmen

▬ Sicherung der **Vitalfunktionen** und **Stabilisierung des Kreislaufs**, wobei ein systolischer Blutdruck um 100 mmHg und ein Hämoglobinwert nicht unter 10 g% angestrebt wird. Bei ausgeprägter hepatischer Koagulopathie ist Frischplasma zu geben, ggf. sind Gerinnungsfaktoren zu substituieren.

▬ Rasch und großzügig zur **Intubation** entschließen, um das Aspirationsrisiko zu verringern.

▬ Prophylaktische **Antibiotikatherapie**, z. B. mit Gyrasehemmern (Ciprofloxacin, Levofloxacin) oder β-Lactam-Antibiotika (z. B. Amoxycillin/Clavulansäure), senkt das bakterielle Infektionsrisiko um 30% und das Letalitätsrisiko um 9%.

▬ Die komplette **Parazentese** vermindert den intravarikösen Druck und verbessert durch Absenken des Zwerchfells die respiratorische Kapazität des Patienten.

▬ **Laktulose** 30 ml p.o. tid–qid, hohe Laktuloseeinläufe mit bis zu 500 ml Laktulose auf 1 l Wasser oder **schwer resorbierbare Antibiotika**, z.B. Neomycin 1–2 g p.o. bid oder Paromomycin 250 mg p.o. qid.

▬ Ist bis zum Beginn einer endoskopischen Blutstillung mit erheblicher Zeitverzögerung zu rechnen, kann mittels **Ballontamponade** in 80–90% der Fälle ein Stillstand der Blutung erreicht werden. Bei Fortbestehen der Blutung muss eine Dislokation der Ballonsonde radiologisch ausgeschlossen werden.

❶ Der Einsatz der Ballontamponade dient zum Zeitgewinn bis zur definitiven Blutstillung. Er darf nur unter einer kontinuierlichen intensivmedizinischen Überwachung erfolgen.

Eine endoskopische Diagnosesicherung ist anschließend unerlässlich, da bei Leberzirrhose auch gehäuft Blutungen aus anderen Lokalisationen, wie z.B. Ulcera ventriculi et duodeni auftreten.

Die Therapie mit Ballonsonden führt in 14% der Fälle zu z.T. folgenschweren Komplikationen wie Aspiration, Regurgitation der Sonde mit Verlegen der oberen Luftwege und Ösophagusrupturen, die in 3% letal enden. **Somnolente Patienten sind stets vor Sondeneinführung zu intubieren** und regelmäßig abzusaugen. Aufgrund der rasch auftretenden Druckulzera sind die Sonden maximal 12 h nach Einführung und im weiteren Verlauf alle 4–6 h für 10 min zu entblocken.

Technik der Ballontamponade

— Somnolente und/oder agitierte Patienten zuerst intubieren
— Sonden auf Dichtigkeit prüfen

- Sondengel großzügig auftragen
- Einführen der Sonde über schlechter belüftetes Nasenloch, beim wachen Patienten im Sitzen
- Vorschieben der Sonde in den Magen

Sengstaken-Blakemore-Sonde

- Magenballon mit 150–250 ml Luft füllen
  - Zurückziehen bis in die Kardia. Ösophagusballon mit Blutdruckmanometer bis 40 mmHg füllen (Druckkontrolle)
  - Sonde ohne Zug an der Nase mit Pflaster fixieren

Linton-Nachlas-Sonde

  - Ballon mit 150 ml Luft vorfüllen und in die Kardia ziehen
  - Unter Zug weitere 200 ml Luft insufflieren (Volumenkontrolle)
  - Über Rolle Zug mit 500 ml, mit Pflaster an der Nase fixieren
- Sondenlage immer radiologisch kontrollieren
- Entblocken nach maximal 12 h
- Immer intensivmedizinische Überwachung

Pharmakotherapie

Die Pharmakotherapie der akuten Varizenblutung mit vasoaktiven Substanzen ist eine die endoskopische Blutstillung flankierende und ihr eventuell vorausgehende Maßnahme. Sie basiert auf der medikamentösen Senkung des portalen und des Varizendrucks.

Zur Verfügung stehen

- Vasopressinanaloga (Terlipressin, Ornipressin),
- Nitropräparate,
- Somatostatin und Octreotid.

Terlipressin (Triglycyl-Lysin-Vasopressin) hat eine intrinsi-sche vasokonstriktorische Wirkung im Splanchnikusbereich und wird in vivo in Lysin-Vasopressin umgewandelt. Seine bio-logische Wirkdauer beträgt 3–4 h.

Es wird verabreicht als **Bolus 2 mg i.v., anschließend 1 mg i.v. q4–6 h.**

Somatostatin

Bolus 250 µg i.v., gefolgt von einer Dauerinfusion mit 250–500 µg/h hat eine dem Terlipressin vergleichbare Wirkung. Es ver-mindert den splanchnischen Blutfluss und ist bei wenigen Ne-benwirkungen (Hyperglykämie) gut verträglich.

Octreotid

Bolus 50 µg i.v., gefolgt von einer Dauerinfusion mit 25–50 µg/h ist ein lang wirkendes Somatostatin-Analogon, etwa gleich wirksam wie Somatostatin. Die Studienergebnisse zu beiden Substanzen sind divergierend. **Eine signifikante Reduktion der Letalität ist weder für Somatostatin noch Octreotid belegt.** Ihr Einsatz in der Behandlung der akuten Ösophagusvarizen-blutung ist von zweifelhaftem Wert und daher nicht zwingend.

Nitropflaster

Die genannten vasoaktiven Substanzen können mit Nitropflas-ter **10 mg/24 h** kombiniert werden.

Die medikamentöse Therapie sollte über mindestens 48 h, wenn möglich über 5 Tage fortgesetzt werden.

Endoskopische und chirurgische Therapie

Die **endoskopische Therapie** führt in 90% der Fälle zur Blutstil-lung und ist die Methode der Wahl bei der akuten Ösophagus-varizenblutung. Sie sollte sich unmittelbar an die diagnostische Endoskopie anschließen. Zur Verfügung stehen die **intra-und paravasale Sklerotherapie** und die **Gummibandligatur.**

🛈 Die Multibandligatur weist in der Akutphase eine geringere Komplikationsrate auf und ist v. a. bei spritzender Varizenblutung der Sklerotherapie überlegen. Auch die Zahl der Rezidivblutungen wird durch die Gummibandligatur wirksamer gesenkt als durch die Sklerotherapie.

Die Ligatur wird in 7- bis 10- bis 14-tägigen Abständen bis zur Eradikation der Varizen wiederholt.

Unterschiedlich tiefe Ulzerationen, die gelegentlich zu Dysphagien und thorakalen Schmerzen führen, werden regelmäßig beobachtet. Schwerwiegende Komplikationen wie Blutung aus Nekrosen, Ösophagusperforation mit Mediastinitis und Sepsis sind selten, weisen aber eine Letalität von 3% auf. Seltene Spätfolgen sind Ösophagusstrikturen.

Ist die Varizenblutung nicht zu stoppen, bleibt als ultima ratio der notfallmäßige **TIPS,** der bei geringer technisch bedingter Letalität zum prompten Blutungsstillstand führt.

Notfallmäßige **chirurgische Interventionen** wie Devaskularisation mit Ösophagustranssektion oder Shunt-Operationen erzielen zwar eine nahezu 100%-ige Blutstillung, sind jedoch mit einer inakzeptabel hohen Letalität von 40–50%, bei Patienten im Child-C-Stadium sogar bis 70%, belastet. Sie stellen heute **keine therapeutischen Alternativen** dar.

Empfehlungen zur Behandlung der akuten Varizenblutung (nach Bosch et al. 2003)

— Die beste Behandlung ist die Kombination aus pharmakologischer Therapie (bereits auf dem Weg ins Krankenhaus beginnen) und endoskopischen Maßnahmen.

— Terlipressin, Somatostatin, Octreotid und Nitrate können eingesetzt werden. Die medikamentöse Therapie sollte mindestens über 48 h, wenn möglich über 5 Tage erfolgen.

▬ Blutende Ösophagusvarizen werden endoskopisch ligiert oder sklerosiert. Blutende Magenvarizen werden endoskopisch mit Cyanoacrylat okkludiert (s. unten).

▬ Bei Versagen der pharmakologischen und endoskopischen Maßnahmen notfallmäßige Anlage eines TIPS erwägen.

▬ Bei Patienten im Child-Stadium A kann der chirurgische Shunt eine Alternative zum TIPS sein.

▬ Der Blutvolumenersatz sollte vorsichtig mit Erythrozytenkonzentraten erfolgen, um den Hämatokrit zwischen 25 und 30% zu halten. Zusätzlich Plasmaexpander zur Stabilisierung des Kreislaufs.

▬ Infektionsprophylaxe mit Breitspektrumantibiotika bei allen Patienten.

Sekundäre Blutungsprophylaxe

Hierunter versteht man die **Verhinderung der Rezidivblutung.**

Bei allen Patienten, die eine Varizenblutung überlebt haben, ist die Prophylaxe der Rezidivblutung obligat und erfolgt als Kombination aus Gummibandligatur und β-Blockern.

Die Sekundärprophylaxe beginnt im Anschluss an eine Varizenblutung mit der endoskopischen Gummibandligatur, die in regelmäßigen Abständen (10–14 Tage) bis zum kompletten Verschwinden der Varizen fortgesetzt wird. Das Ergebnis sollte in 3–6-, bei stabilen Verhältnissen in 12-monatigen Abständen endoskopisch kontrolliert werden. Bei Wiederauftreten von Varizen werden diese erneut endoskopisch ligiert.

🛈 Auch wenn die initiale Blutstillung mittels endoskopischer Sklerosierung erfolgte, sollte sich nach ca. 10–14 Tagen die Sekundärprophylaxe mittels Ligatur anschließen.

Die zusätzliche Gabe von β-Blockern (Dosierung wie bei der Primärprophylaxe; s. oben) reduziert die Letalitätsrate von 18 auf 7%. Ist das Ansprechen auf β-Blocker ungenügend, kann zusätzliches Isosorbid-5-Mononitrat (ISMN) den HPVG bei weiteren 20% der Patienten senken.

Bei Patienten, die trotz Gabe von β-Blockern und/oder ISMN und Bandligatur erneut bluten, sollte ein TIPS oder chirurgischer Shunt erwogen werden. Chirurgische Shunts nur bei Patienten mit Leberzirrhose im Child-Stadium A. Bei dekompensierter Leberzirrhose sind elektive Shunts kontraindiziert.

Der TIPS kann als Überbrückung der Zeitspanne bis zur Lebertransplantation dienen.

Empfehlungen zur Verhinderung der Rezidivblutung (nach Bosch et al. 2003)

▬ Jeder Patient, der eine Varizenblutung überlebt, muss im unmittelbaren Anschluss eine Sekundärprophylaxe erhalten.

▬ Die Kombination aus nichtselektiven β-Blockern und endoskopischer Bandligatur ist die Behandlungsmethode der Wahl.

▬ Wenn möglich, sollte der hämodynamische Effekt der β-Blocker durch Messung des Lebervenenverschlussdruckes überprüft werden. Fällt der HPVG nicht > 20% vom Ausgangswert oder auf < 12 mmHg ab, sollte Isosorbid-5-Mononitrat hinzugefügt werden.

▬ Bei Patienten, die trotz der genannten Maßnahmen wiederholt bluten, sollte die Anlage eines TIPS oder eines chirurgischen Shunts – nur im Stadium Child A – erwogen werden.

Blutung aus Magenvarizen

10% aller oberen gastrointestinalen Blutungen im Rahmen einer portalen Hypertension erfolgen aus Magenvarizen, die häufig profuser und intensiver als Ösophagusvarizenblutungen sind.

Das Risiko eines Blutungsrezidivs und das Letalitätsrisiko ist bei Fundusvarizen größer als bei Ösophagusvarizen.

Kontrollierte Studien zur Behandlung blutender Magenvarizen oder zur Primär- oder Sekundärprophylaxe fehlen. Gleichwohl erscheint der Einsatz von β-Blockern (Dosierung s. oben) in der Primär- und Sekundärprophylaxe gerechtfertigt.

Blutende Magenfundusvarizen werden durch die Injektion mit biologischem **Fibrinkleber** oder **Histoacryl** behandelt.

Der Kunststoffharz Histoacryl (N-butyl-2-cyanoacrylat) härtet in Sekundenschnelle aus, wenn er mit dem öligen Kontrastmittel Lipiodol zusammenkommt. Die gleichzeitige, streng intravasale Injektion beider Substanzen führt zur augenblicklichen Okklusion der Varize.

Die endoskopische Sklerosierung darf im Magenfundus aufgrund der Perforationsgefahr nicht durchgeführt werden.

Bei Patienten mit Blutungsrezidiven oder unstillbarer Fundusvarizenblutung kommen der **TIPS** oder **operative Verfahren** (Devaskularisation oder portosystemischer Shunt) zum Einsatz.

Blutung aus portal hypertensiver Gastropathie

Eine akute Blutung tritt bei 2,5% der Patienten in einem Zeitraum von 18 Monaten auf, eine chronische Blutung bei 12%.

Die Primärprophylaxe ist wahrscheinlich nicht indiziert.
Bei der akuten Blutung und zur Sekundärprophylaxe werden die gleichen Medikamente eingesetzt wie bei der Ösophagusvarizenblutung (s. oben).

3.4 Hepatische Enzephalopathie

Die hepatische Enzephalopathie (HE) ist ein komplexes metabolisches neuropsychiatrisches Syndrom bei Patienten mit schwerer akuter oder chronischer Leberinsuffizienz, bei dem die Leber aufgrund ihrer metabolischen Insuffizienz und/oder porto-systemischer Umgehungskreisläufe (porto-systemische Enzephalopathie) nicht in der Lage ist, neurotoxische Substanzen zu eliminieren.

Das Krankheitsbild kann klinisch manifest, aber bei bis zu 70% der Zirrhosepatienten auch subklinisch verlaufen.

Behandlungsziel bei der hepatischen Enzephalopathie (HE) ist die Normalisierung neurophysiologischer zerebraler Funktionen. Die wichtigsten Maßnahmen basieren auf der
- Beseitigung auslösender Faktoren und der
- Senkung des Ammoniakspiegels.

Beseitigung auslösender Faktoren

Auslösende Faktoren einer HE sind:
- Niereninsuffizienz,
- Sedativa, Tranquilizer, Analgetika,
- gastrointestinale Blutung,
- Störungen des Säure-Basen-Haushalts,
- Elektrolytstörungen,
- vermehrte orale Eiweißzufuhr,
- Infektionen.

Flüssigkeitsverluste durch Erbrechen, Durchfall oder gastrointestinale Blutung, sowie Elektrolytstörungen müssen, soweit möglich, ausgeglichen werden. Gastrointestinale Blutungsquellen sind zu lokalisieren und zu behandeln. Ein vermindertes intravasales Volumen sollte langsam wieder aufgefüllt werden. Eine zu starke Flüssigkeitszufuhr ist zu vermeiden, da hierdurch Varizenblutungen, Lungen- und Hirnödem provoziert werden können.

Hypokaliämien sind durch vorsichtige orale oder in ausgeprägten Fällen intravenöse Kaliumgaben zu korrigieren.

> Cave: Gefahr der Hyperkaliämie bei Kaliumsubstitution von Patienten unter Therapie mit Aldosteronantagonisten.

Die bei Leberzirrhose nahezu immer vorhandene Hyponatriämie darf nicht durch hypertone Kochsalzlösungen ausgeglichen werden, da hierdurch Ödem- und Aszitesbildung gefördert werden und durch eine schnelle Natriumzufuhr eine zentrale pontine Myelinolyse ausgelöst werden kann. Die Hyponatriämie ist Ausdruck einer gestörten Ausscheidung von freiem Wasser (Verdünnungshyponatriämie), ihr wird durch Flüssigkeitsrestriktion auf ca. 1 l/d begegnet.

Blutzuckerbestimmungen sollten im Leberkoma alle 4 h erfolgen und Hypoglykämien durch Glukosezufuhr ausgeglichen werden.

Eine metabolische Azidose kann Ausdruck einer Sepsis oder einer Niereninsuffizienz sein. Die gezielte antibiotische Behandlung der Infektion und die Therapie der Niereninsuffizienz sind in diesen Fällen angezeigt.

Pulmonale Ventilationsstörungen können zu hypoxämischen Leberschäden führen. Auf eine adäquate Ventilation, ggf. unter Sauerstoffzufuhr, ist zu achten.

> Alle Medikamente, die in der Lage sind, eine HE auszulösen oder zu unterhalten, sind abzusetzen.

Hierzu zählen in erster Linie
- Diuretika (Hypokaliämie, Dehydratation, Begünstigung eines hepatorenalen Syndroms, Hemmung der Harnstoffsynthese),
- Tranquilizer, Sedativa und
- Analgetika (zentral dämpfende Wirkung).

Die durch Diuretikaentzug begünstigte Ödem- und Asziteszunahme ist hierbei vorübergehend in Kauf zu nehmen. Erscheint eine Sedierung des Patienten erforderlich, sollten Antihistaminika versucht werden.

Terlipressin führt zu einer zerebralen Vasodilation und kann über eine Zunahme des zerebralen Blutflusses den intrakraniellen Druck erhöhen. Sein Einsatz bei Patienten mit akuter HE, z. B. bei gleichzeitig bestehendem hepatorenalem Syndrom (▶ s. Abschn. 3.5), hat – wenn überhaupt – unter extremer Vorsicht zu erfolgen.

Senkung des Ammoniakspiegels

Die Senkung des Ammoniakspiegels im Blut geht bei der Mehrzahl der Patienten mit einer klinischen Besserung einher.

Verminderung der Ammoniakproduktion

Die Verminderung der Ammoniakproduktion erfolgt zum einen durch diätetische Eiweißrestriktion, Verminderung ammoniagener Substrate durch forcierte Darmentleerung und Hemmung der intestinalen Ammoniakbildung durch nichtspaltbare Disaccharide und nichtresorbierbare Antibiotika.

Die **Darmreinigung** erfolgt mittels oraler Laxanzien, z. B. Magnesiumsulfat-haltige Mittel. Große, oral zugeführte Flüssigkeitsmengen sind sehr effektiv, jedoch wegen der großen Flüssigkeitsbelastung beim Leberkranken problematisch. Alternativ oder zusätzlich können **hohe Einläufe, z. B. 300 ml Laktulose auf 1 l Wasser bid–tid**, vorgenommen werden.

Laktulose. Als synthetisches Disaccharid (1,4-β-Galaktosido-Fruktose) wird die Laktulose aufgrund fehlender Bürstensaumenzyme im Dünndarm nicht resorbiert. Die Substanz gelangt in das Kolon, wo sie unter Bildung von Milch-, Essig- und Ameisensäure bakteriell metabolisiert wird. Dies führt zur Ansäuerung des Darminhalts, Änderung der Darmflora, Hemmung Urease-bildender Bakterien, Hemmung der intestinalen Ammoniumresorption und Förderung der Ammoniumdiffusion aus dem Blut durch die Schleimhaut in das Darmlumen. Im Darmlumen nicht metabolisierte Laktulose wirkt als osmotisches Laxans. Das Zusammenspiel dieser putativen Wirkmechanismen führt im Endergebnis zur Senkung des Ammoniakspiegels im Blut.

Laktulose wird individuell, 20–50 ml tid, dosiert.

Angestrebt werden 2 bis 3 weiche Stühle. Als unangenehme Begleiterscheinung in der Initialphase der Laktulosetherapie treten häufig Blähungen auf. Eine Langzeittherapie mit Laktulose bei klinisch stabilen Patienten ist nicht indiziert.

Alternativ zu Laktulose, deren süßlicher Geschmack manche Patienten stört, kann das weniger süße **Laktitol**, ein Disaccharidanalogon der Laktose (β-Galaktosido-Sorbitol), **40 g p.o. bid–qid**, verabreicht werden.

Bei HE hat es die gleiche Wirkung wie Laktulose.

Laktulose kann auch bei Laktose-intoleranten Patienten verwendet werden.

Die Gabe von Lactobacillus bifidus oder anderer saccharolytischer Bakterien scheint in der Langzeittherapie der chronischen HE ebenfalls wirksam zu sein.

Nichtresorbierbare Antibiotika. Diese Antibiotika verändern die Darmflora, vermindern die bakterielle NH_3-Bildung und senken damit die Menge des resorbierten Ammoniums.

> Eingesetzt werden **Neomycin 1–2 g p.o. bid** oder **Paromomycin 250 mg p.o. qid,** oder das auch gegen Anaerobier gut wirksame **Metronidazol 250–500 mg p.o. qid.**

Die Therapie sollte **nicht länger als 10 Tage dauern,** da insbesondere Neomycin und Paromomycin bereits unter einer Standarddosis in geringen Mengen resorbiert werden und ototoxisch sowie nierenschädigend sein können. Die Wirkung der Antibiotika bei HE ist der nichtresorbierbarer Disaccharide vergleichbar. Additive oder synergistische Effekte sind nicht belegt. Aufgrund möglicher Nebenwirkungen sollten die nichtresorbierbaren Antibiotika daher erst eingesetzt werden, wenn die Wirkung der Laktulose unbefriedigend ist.

Stimulation der Ammoniakentgiftung

Das Dipeptid **L-Ornithin-L-Aspartat 20 g in 250 ml 5% Fruktose i.v. qd** verbessert die Ammoniumentgiftung durch Bereitstellung von Aspartat für die Glutaminsynthese in den perivenösen Scavenger-Zellen. Ornithin fördert den Harnstoffzyklus in den periportalen Hepatozyten.

L-Dopa, Bromocriptin – ein lang wirkender Dopamin-Rezeptor-Agonist – und Benzodiazepin-Antagonisten, wie Flumazenil, haben trotz Erfolgen in Einzelfällen keinen festen Platz in der Behandlung der HE.

Ernährung

Diätetische Maßnahmen haben von Beginn an eine wichtige Bedeutung in der Behandlung des Patienten mit HE. Die nachfolgende Übersicht fasst die wichtigsten diätetischen Maßnahmen zusammen.

Wichtige diätetische Maßnahmen bei HE

- Ausreichende Kalorienzufuhr
    - 30 kcal/kgKG/d
- Einschränkung der Proteinzufuhr
    - Tag 1–5: 20–30 g/d
    - Danach: 1 g/kgKG/d
- Steigerung des Glukose (Fett)-Anteils
    - 10%-ige Glukose 1–2 l/d
- Verzweigtkettige Aminosäuren
    - 0,2–1,2 g/kgKG/d i. v.[2]
- Ersatz von Vitaminen und Spurenelementen
    - Vitamin-B-Komplex
    - Vitamin K
    - Zink

Eine komplette Restriktion der Kalorienzufuhr in den ersten 24 h bei Gabe von ausreichend Flüssigkeit und Ausgleich der Elektrolyte kann sinnvoll sein. Danach ist aber eine **ausreichende Kalorienzufuhr** von ca. 30 kcal/kgKG/d anzustreben. Diese und die Notwendigkeit der Flüssigkeitsrestriktion auf 1–1,5 l/d sind hierbei oft schwer miteinander zu vereinbaren.

Die **Restriktion der Eiweißzufuhr** darf nicht als alleinige Maßnahme betrachtet werden, sie muss vielmehr in ein diätetisches Gesamtkonzept eingebettet sein. In den ersten 3 bis 5 Tagen kann die Proteinzufuhr auf 20–30 g/d reduziert, anschließend sollte das Eiweiß auf ca. 1 g/kgKG/d gesteigert werden, um dem katabolen Zustand entgegenzuwirken. Pflanzliches Eiweiß bietet gegenüber tierischen Proteinen prinzipiell keinen Vorteil. Der höhere Ballaststoffanteil vegetabiler Proteine ist aber auf Grund seiner laxierenden Wirkung erwünscht.

---

[2] Können bei Patienten mit latenter HE auch über längere Zeit oral verabreicht werden.

Die Eiweißbeschränkung muss durch eine **Steigerung des Glukose- und Fettanteils** kalorisch ausgeglichen werden. In den ersten 1 bis 2 Tagen können 1–1,5 (–2) l 10%-ige Glukose verabreicht werden. Danach ist der Glukoseanteil zu reduzieren.

Verzweigtkettige Aminosäuren (Valin, Leucin, Isoleucin), 0,2–1,2 g/kgKG/d, hemmen den Proteinabbau in Leber und Muskulatur, stimulieren die Proteinsynthese und sollen durch Ausgleich des Aminosäurenungleichgewichts die Bildung falscher Neurotransmitter vermindern. Die Infusion von verzweigtkettigen Aminosäuren verbessert den mentalen Status. Die orale Langzeitgabe verzweigtkettiger Aminosäuren bei Patienten mit subklinischer HE verbessert in Einzelfällen deren kognitive Leistungen.

Nahezu immer weisen Zirrhotiker im Rahmen ihrer Fehlernährung einen **Mangel an Vitaminen und Spurenelementen** auf. Insbesondere Vitamin-B-Komplex, Vitamin K und bei entsprechendem Mangel auch Zink (25 mg p.o. qd–bid) sind zu ersetzen. Letzteres ist Bestandteil der Carbamoylphosphatsynthetase, ein Schlüsselenzym der Harnstoffsynthese.

3.5 Hepatorenales Syndrom

Unter einem hepatorenalen Syndrom (HRS) versteht man ein funktionelles Nierenversagen bei Patienten mit chronischen Lebererkrankungen, fortgeschrittener Leberinsuffizienz und portaler Hypertension.

Prädiktive Faktoren für die Entwicklung eines hepatorenalen Syndroms bei nichtazotämischen zirrhotischen Patienten mit Aszites sind in der folgenden Übersicht zusammengefasst.

Prädiktive Faktoren für die Entwicklung eines hepato-renalen Syndroms

- Vorausgegangene Aszitesepisoden
- Fehlen einer Hepatomegalie
- Schlechter Ernährungsstatus
- Mäßig reduzierte glomeruläre Filtrationsrate (>50 ml/min)
- Mäßig erhöhter Harnstoff-N (<30 mg/dl)
- Mäßig erhöhtes Kreatinin i.S. (≤1,5 mg/dl)
- Niedriges Serum-Na$^+$
- Hohes Serum-K$^+$
- Geringe Na$^+$-Ausscheidung im Urin
- Niedrige Plasma-Osmolalität
- Hohe Urin-Osmolalität
- Hohe Plasma-Renin-Aktivität
- Niedriger arterieller Blutdruck
- Verminderte Ausscheidung von freiem Wasser nach Wasserbelastung
- Erhöhtes Noradrenalin im Plasma
- Ösophagusvarizen

Klinisch werden 2 HRS Typen unterschieden. Das **HRS Typ I** ist rasch progredient und durch einen in weniger als 2 Wochen erfolgenden Anstieg des Kreatinins i.S. auf >2,5 mg% oder eine >50%ige Reduktion der initialen 24 h Kreatinin-Clearance auf <20 ml/min gekennzeichnet. Beim **HRS Typ II** schreitet die Niereninsuffizienz langsamer voran, der Abfall der glomerulären Filtrationsrate ist weniger dramatisch und die Nierenfunktion stabiler. Jedes HRS, das die Typ-I-Kriterien nicht erfüllt, wird als HRS Typ II eingestuft.

Die therapeutischen Möglichkeiten sind sehr begrenzt und die vorliegenden Daten stützen sich auf wenige Studien mit kleinen Patientenzahlen.

Im Gegensatz zum prärenalen Nierenversagen sprechen HRS I und II nicht auf Volumengabe an.

Auslösende Faktoren wie u. a. spontane bakterielle Peritonitis, gastrointestinale Blutung, potentiell nephrotoxische Medikamente, z. B. Aminoglykoside, NSAR, Diuretika, Kontrastmittel sind zu beseitigen oder abzusetzen.

Medikamentöse Therapie

Die pharmakologische Therapie verfolgt das Ziel, die Hypovolämie zu korrigieren, sowie die splanchnische Vasodilatation und die renale Vasokonstriktion zu beseitigen. Sie kann die Zeit zur Lebertransplantation überbrücken.

Terlipressin 0,5–2 mg i. v. als **Bolus q4 h** (Beginn mit 0,5 mg: Falls nach 3 Tagen kein Abfall des Serumkreatinins, schrittweise Steigerung der Dosis auf 1, 1,5 und 2 mg alle 3 Tage bis zum Abfall des Serumkreatinins. **Cave:** bei Patienten mit akutem Leberversagen und akuter hepatischer Enzephalopathie) **kombiniert mit Albumin 1 g/kgKG i. v.** an Tag 1, anschließend **20–40 g i. v. qd.**

Die Therapiedauer beträgt ca. 14 Tage.

Statt Terlipressin kann auch das Vasopressinanalogon **Ornipressin** als **i. v. Dauerinfusion mit 6 U/h** verabreicht werden.

Die Monotherapie mit Vasopressinanaloga ist nicht effektiv.

Alternativ kann auch ein Versuch mit dem selektiven α_1-Rezeptoragonisten **Midodrin**, Beginn mit **7,5 mg p.o. tid**, langsam **steigern auf 12,5 mg p.o. tid**, kombiniert mit Octreotid, anfangs **100 µg s.c. tid**, langsam **steigern auf 200 µg s.c. tid**, unternommen werden. Beide Substanzen sollten so dosiert werden, dass der mittlere arterielle Druck um mindestens 15 mmHg ansteigt.

Die Ergebnisse mit Dopamin, Noradrenalin, Prostaglan-
dinen (Misoprostol), N-Acetylcystein und Endothelin-A-Re-
zeptor-Antagonisten sind noch vorläufig und widersprüchlich.

TIPS

Der TIPS kann bei Patienten mit HRS die Nierenfunktion kurz-
fristig verbessern und die Aktivität des Renin-Angiotensin-
und des sympathischen Nervensystems reduzieren.

Hämodialyse

Die Hämodialyse beeinflusst nicht die dem HRS zugrunde liegenden pathophysiologischen Mechanismen und führt bei diesen Patienten nicht zur Besserung der Nierenfunktion.

Lebertransplantation

Die einzige Therapie des HRS mit Dreijahresüberlebensraten
von 60% ist die Lebertransplantation. Die kombinierte Transplantation von Leber und Niere hat gegenüber der alleinigen
Lebertransplantation keine Vorteile.

Liegen die oben aufgeführten prädiktiven Faktoren vor,
sollte eine Lebertransplantation, noch vor Entwicklung eines
HRS, erwogen werden.

3.6 Pulmonale Komplikationen

Hepatopulmonales Syndrom

Die **diagnostischen Kriterien** des hepatopulmonalen Syndroms (HPS) sind

- fortgeschrittene Leberzirrhose,
- Platypnoe,
- Orthodeoxie,
- arterieller pO_2 < 70 mmHg,
- kein Anstieg des pO_2 auf >150 mmHg unter Beatmung mit 100%-igem O_2,
- niedrig-normaler pulmonal-arterieller Druck,
- intrapulmonale Gefäßdilatationen in der Angiographie.

Die Prävalenz des HPS bei chronischen Lebererkrankungen im Endstadium wird auf 15–20% geschätzt.

Die **therapeutischen Optionen** des HPS sind sehr beschränkt. Randomisierte kontrollierte Behandlungsstudien liegen nicht vor.

> Eine wirksame medikamentöse Therapie des HPS gibt es derzeit nicht.

Vasoaktiv wirkende Substanzen haben bisher keine überzeugenden Ergebnisse erbracht.

In Einzelfällen wurde ein Rückgang der Hypoxämie nach Anlage eines **TIPS** beobachtet.

Arteriovenöse Fisteln lassen sich gelegentlich mittels **Embolisation** verschließen.

Lediglich die **Lebertransplantation** ist in der Lage, die Hypoxämie nachhaltig zu beseitigen.

> Etwa 70–80% der Patienten mit HPS lassen sich erfolgreich transplantieren.

Nach einer erfolgreichen Lebertransplantation ist das HPS prinzipiell reversibel.

Portopulmonales Syndrom

Das portopulmonale Syndrom (PPS; Synonym: portopulmonale Hypertension) ist eine sekundäre Form der pulmonalen Hypertonie bei erhöhtem Lungengefäßwiderstand und normalem Pulmonalarterienverschlussdruck bei Patienten mit portaler Hypertension.

10% der sekundären pulmonalen Hypertonien gehen mit einer portalen Hypertension einher. Prospektive klinische Untersuchungen sprechen für eine Prävalenz des PPS bei Patienten mit Leberzirrhose von 2–4%.

Eine wirksame Therapie des PPS gibt es derzeit nicht.

Es liegen lediglich Erfahrungsberichte bei kleinen Patientengruppen vor.

Orale Vasodilatanzien sind eine Option. Bei einigen Patienten hat intravenöses **Epoprostenol (Prostacyclin)** die hämodynamische Situation in den Lungen verbessert.

Bei fortgeschrittenem PPS scheint die **Lebertransplantation** derzeit keine valide Option darzustellen. Patienten mit weniger stark ausgeprägter pulmonaler Hypertonie (mittlerer pulmonal-arterieller Druck <35 mm Hg) und geringerer pulmonaler Gefäßwiderstandserhöhung sind bessere Transplantationskandidaten.

Voraussetzung für die Lebertransplantation ist ein gut funktionierender rechter Herzventrikel.

In verzweifelten Fällen wurde der Versuch der kombinierten Leber-Lungentransplantation – ohne überzeugenden Erfolg – unternommen.

Hepatischer Hydrothorax

Der hepatische Hydrothorax ist ein mechanisch, durch freie Kommunikation der Peritoneal- mit der Pleurahöhle, entstandener Pleuraerguss bei Patienten mit Leberzirrhose und Aszites.

Die Patienten leiden überwiegend an einer weit fortgeschrittenen Zirrhose mit therapierefraktärem Aszites.

Das alleinige Ablassen des Hydrothorax bei Belassen eines ausgeprägten Aszites ist zwecklos, da er rasch nachläuft. Der Hydrothorax sollte in 1–2 l Portionen, gemeinsam mit einer intensiven Aszitestherapie (▶ s. Abschn. 3.1), abgelassen werden. Anschließend erfolgt die Drainageeinlage in den Pleuraraum.

Bei Wiederauftreten kann der Versuch der **Pleurodese**, kombiniert mit dem chirurgischen oder thorakoskopischen Verschluss des Zwerchfelldefektes, unternommen werden.

Die Ansprechraten des hepatischen Hydrothorax auf **TIPS** liegen bei 45–80%. Der TIPS sollte mit einer Pleurodese kombiniert werden.

Bei therapierefraktärem Hydrothorax verbleibt als einzige Behandlungsoption die **Lebertransplantation**.

3.7 Hepatische Osteopathie

Die hepatische Osteopathie (Synonym: hepatische Osteodystrophie) ist ein Überbegriff für alle bei chronischen Lebererkrankungen auftretenden metabolischen Knochenveränderungen. Sie findet sich bei 16–23% der fortgeschrittenen Leberzirrhosen jeder Ätiologie und bei chronischen cholestatischen Lebererkrankungen. Es handelt sich v.a. um eine Osteoporose. Ihre Genese ist komplex und reicht über den alleinigen Vitamin-D-Mangel mit gestörter Mineralisation des Osteoids hinaus. Klinisch manifestiert sich die hepatische Osteopathie mit umschriebenen Schmerzen

▼

in den Hand- und Sprunggelenken, diffusen Knochenschmerzen und Frakturen nach Bagatelltraumen.

Die therapeutische Datenbasis ist schmal. Die meisten Untersuchungen wurden an postmenopausalen Frauen mit Osteoporose, aber ohne Leberzirrhose durchgeführt.

Die therapeutischen Empfehlungen bei hepatischer Osteopathie basieren daher meist nur auf dem Evidenzgrad D.

Änderungen des Lebensstils

Regelmäßige körperliche Aktivität und leichtes Gewichtstraining.

Nikotinkonsum einstellen.

Vitamin D$_3$

Colecalciferol 500–1000 I.E. p.o. qd
oder
Calcitriol 0,5–0,75 µg p.o. qd
oder
Alfacalcidol 1 µg p.o. qd.

Die 25-OH-Vitamin-D-Spiegel i.S. sollten mindestens 25–55 ng/ml betragen.

Bisphosphonate

Etidronat 400 mg/d p.o. × 14 Tage alle 3 Monate
oder
Alendronat 10 mg p.o. qd oder **70 mg p.o. qw**
oder
Risedronat 5 mg p.o. qd oder **30 mg p.o. qw.**

Bisphosphonate haben eine niedrige Bioverfügbarkeit. Sie sollten daher auf leeren Magen mit reichlich Flüssigkeit und auf Grund der Gefahr einer (Pillen) Ösophagitis im Sitzen oder Stehen eingenommen werden.

Die Therapie mit Vitamin D$_3$ und/oder Bisphosphonaten wird von der Kalziumgabe begleitet.

🔸 **Kalzium 1000–1200 mg p.o. qd.**

Fluoride

In der Behandlung der hepatischen Osteopathie sind Fluoride nicht indiziert.

Bei Frauen mit Hypogonadismus oder in der Menopause Hormonsubstitution mit Östrogenen/Gestagenen.

🔸 Alternativ kann **Raloxifen** (selektiver Östrogen-Rezeptor-Modulator) **60 mg p.o. qd** verabreicht werden.

Bei Männern mit erniedrigten Testosteronspiegeln i. S.

Testosteronenantenat 250 mg i. m. q3 Wo oder **transdermal 5 mg/d.**

Alkoholische Lebererkrankungen

Regelmäßiger chronischer Konsum erheblicher Alkoholmengen (>60 g/d) führt bei der Mehrzahl der Betroffenen zu Leberschäden, die mit einer Verfettung (60–100%) beginnen und über die Fettleber und Steatohepatitis (20–30%) zur Fibrose oder Zirrhose (<10%) fortschreiten können. Bis zu 30% der schweren Trinker entwickeln keine nennenswerten Leberschäden.

Grundlage der Therapie alkoholischer Lebererkrankungen in jedem Stadium ist die vollkommene Alkoholabstinenz.

4.1 Alkoholische Fettleber

Unter absoluter Alkoholkarenz ist die alkoholische Fettleber in wenigen Wochen vollkommen reversibel. Keine medikamentöse Behandlung ist gegenwärtig in der Lage, den Rückgang der Fetteinlagerung in der Leber zu beschleunigen. »Leberschutzpräparate« sind nicht indiziert.

Die Ernährung bei alkoholischer Fettleber besteht in einer ausgewogenen und fettarmen Kost und einer Bemessung der Kalorien unter Berücksichtigung des Ernährungszustands. Eine Substitution von Vitaminen und Spurenelementen ist nur bei klinisch nachweisbaren Mangelzuständen notwendig. Üblicherweise besteht keine Indikation für eine zusätzliche diätetische Therapie.

4.2   Alkoholische Hepatitis

Die alkoholische Hepatitis (AH) umspannt ein klinisches Spektrum, das von nahezu vollkommener Beschwerdefreiheit bis zum akuten Leberversagen reicht. Die exakte Diagnose ist nur histologisch möglich.

Unabhängige Prädiktoren für das Überleben bei schwer kranken Patienten sind das Bilirubin i. S., die Prothrombinzeit (PTT) und das Vorhandensein einer hepatischen Enzephalopathie. Die Summe aus Bilirubin (mg/dl) + 4,6× (PTT-Verlängerung) wurde als **Risiko-Index** (Discriminant Function, DF; Maddrey-Index) bezeichnet. Eine DF ≥32 sagt eine hohe Kurzzeitletalität voraus. Die meisten Therapiestudien bei AH wurden bei Patienten mit einer DF ≥32 und/oder mit Enzephalopathie durchgeführt.

Bei der schweren AH (Bilirubin i. S. ≥12 mg/dl, Quickwert ≤30%, Albumin i. S. <3 g% ± Enzephalopathie oder DF ≥32) kommen folgende Medikamente/Maßnahmen zum Einsatz
- Kortikosteroide,
- Pentoxifyllin,
- enterale Ernährung.

Aufgrund eines fehlenden Wirksamkeitsnachweises sollten Antioxidanzien (z. B. N-Acetylcystein, Vitamin E), Insulin/Glukagon, anabole Steroide, Colchicin, Penicillamin und Propylthiouracil nicht eingesetzt werden.

Kortikosteroide

Nach derzeitiger Evidenz ist davon auszugehen, dass eine Kortikosteroidbehandlung bei Patienten mit leichter oder mäßiggradiger AH die Letalitätsrate nicht verringert, aber bei einer Untergruppe von Patienten mit schwerer AH zu einer signifikanten Verlängerung der Überlebenszeit führt.

🛈 Die Dosierung erfolgt nach folgendem Schema:
Prednisolon 40 mg p.o. qd × 4 Wochen, anschließend
20 mg p.o. qd × 1 Woche und abschließend 10 mg p.o. qd ×
1 Woche.

Bei Patienten mit gastrointestinaler Blutung sollte keine Kortikosteroidbehandlung durchgeführt werden, es sei denn, die
Blutungsquelle ist lokalisiert, behandelt und die Kreislaufver-
hältnisse sind stabil. Außerdem sollten Patienten mit schweren
Infektionen, die antibiotisch noch nicht ausreichend behandelt
sind, von der Kortikosteroidbehandlung ausgeschlossen werden.

Die Prognose bei Patienten mit schwerer AH und Nierenversagen ist extrem schlecht (Letalität >90%). Diese Patienten
profitieren nicht von einer Kortikosteroidbehandlung. Die Behandlung des hepatorenalen Syndroms (▶ s. Abschn. 3.5) steht
im Vordergrund.

Bei Patienten mit einer gleichzeitigen Hepatitis B oder C
kann es unter einer Kortikosteroidbehandlung zu einer akuten
Exazerbation der Hepatitis kommen.

Pentoxifyllin

Pentoxifyllin ist ein nicht selektiver Phosphodiesterasehem-
mer, der u. a. die Bildung von TNFα und anderer proinflamma-
torischer Zytokine, Chemokine und Adhäsionsmoleküle vermindert.

🛈 Die Dosierung beträgt **400 mg p.o. tid** × **28 Tage**.

Es scheint, dass unter Pentoxifyllin-Therapie ein hepatorenales
Syndrom seltener als bei nicht behandelten Patienten mit
schwerer AH auftritt.

Ernährung

Patienten mit einer leichten AH sind meist nicht untergewich-
tig und weisen keine Zeichen einer Fehlernährung auf. Bei diesen Patienten ist daher eine normale schmackhafte und aus-
gewogene Kost ausreichend. Spezielle diätetische Maßnahmen
sind üblicherweise nicht notwendig.

Bei schwer kranken Patienten verbessert die Versorgung
mit ausreichend Kalorien und Eiweiß, einschließlich Aminosäuren, den Ernährungszustand und die Leberfunktion, ohne
jedoch wesentlichen Einfluss auf die kurzfristige Letalität zu
haben.

> Die Patienten sollten hochkalorisch (3 000 kcal/d) mit reichlich
> Eiweiß (1,5 g Protein/kgKG/d), vorzugsweise auf oralem oder
> enteralem Wege und ggf. mit Aminosäuren, behandelt wer-
> den.

Die intravenöse Behandlung ist nur in Einzelfällen notwendig.
Bei Mangelzuständen erfolgt eine Substitution von was-
serlöslichen Vitaminen, Thiamin, Vitamin B_6, Folsäure, Vitamin C, sowie fettlöslichen Vitaminen A, D, E und K, von Mi-
neralien wie Kalium und Spurenelementen wie Zink und Selen.
Die Effektivität dieser Substitutionstherapie ist empirisch als
sinnvoll anzusehen, wenngleich sie nicht durch klinische Studien belegt ist.

Infliximab

Infliximab ist ein monoklonaler Anti-TNFα-Antikörper. Der
Einsatz von Infliximab bei der schweren alkoholischen Hepatitis ist vor dem Hintergrund der gegenwärtigen Datenlage
als experimentell anzusehen.

Molecular Adsorbent Recycling System (MARS)

Das Prinzip von MARS ist die Hämodialyse gegen eine Albu-
minlösung in der Absicht an Albumin gebundene Toxine zu
entfernen, die Leber zu entlasten, Zeit für die Leberregenerati-
on zu gewinnen oder die Zeitspanne bis zur Lebertransplantation zu überbrücken. Vor dem Hintergrund der gegenwärtigen
Datenlage ist der Einsatz von MARS bei der schweren alkoholischen Hepatitis als experimentell anzusehen.

Lebertransplantation

Die Lebertransplantation bei Patienten mit einem protrahier-
ten Leberversagen auf dem Boden einer schweren AH wird
nur in sehr wenigen Ausnahmefällen in Betracht kommen.
Diese Entscheidung ist v.a. durch den Alkoholkonsum bis
zur stationären Behandlung und die meist unklare Abschätzung von wichtigen Prognosefaktoren im mentalen, sozialen,
familiären und beruflichen Bereich erschwert. Vor dem Hintergrund des Mangels an Spenderorganen wirft die Vergabe von
Lebern an (noch) nicht absolut abstinente Alkoholiker zusätzliche ethische Probleme auf.

4.3   Alkoholische Zirrhose

Die Behandlung der alkoholischen Zirrhose und ihrer Komplikationen erfolgt nach den in Kap. 3 dargelegten Grundsätzen.

Lediglich die **dauerhafte absolute Alkoholkarenz** kann bei
kompensierter und dekompensierter Zirrhose die Überlebenszeiten verlängern.

Wenngleich die Daten für einige Medikamente (Silymarin,
S-Adenosylmethionin) hoffnungsvoll stimmen, existieren gegenwärtig keine gesicherten Belege für eine Prognoseverbes-
serung der alkoholischen Zirrhose durch Pharmakotherapie.

Ernährung

▶ Siehe Abschn. 3.4 und 4.2.

Lebertransplantation

Patienten im Endstadium ihrer alkoholischen Leberzirrhose kommen als Kandidaten für eine Lebertransplantation in Frage.

🛈 Wichtige Voraussetzungen für eine Lebertransplantation bei Patienten mit alkoholischer Leberzirrhose ist ein vorhersehbarer letaler Verlauf bei progressivem Leberversagen trotz adäquater internistischer Therapie, ein stabiles soziales Umfeld, eine feste Arbeitsstelle, vorhersehbare Compliance, psychische Belastbarkeit und eine Alkoholabstinenz von mindestens 6 Monaten.

Die Überlebensraten nach Transplantation sind bei Patienten mit alkoholbedingter Leberzirrhose vergleichbar mit denen von Patienten mit alkoholunabhängigen Lebererkrankungen.

Patienten mit einer alkoholischen Leberzirrhose haben im Vergleich zu solchen mit einer alkoholunabhängigen Leberzirrhose weniger akute Abstoßungsreaktionen nach der Transplantation.

Kontraindikationen für eine Lebertransplantation bei Patienten mit alkoholischer Zirrhose sind alkoholbedingte Organschäden wie Alkoholkardiomyopathie, Alkoholenzephalopathie, Alkoholneuropathie, Alkoholpankreatitis sowie andere schwerwiegende Erkrankungen.

Nichtalkoholische Fettlebererkrankungen

Zu den nichtalkoholischen Fettlebererkrankungen (NAFLD) zählen die **Steatose, Steatohepatitis, Steatofibrose, Steatozirrhose** und möglicherweise auch das (»Steato«)hepatozelluläre Karzinom. Am häufigsten sind NAFLD mit Diabetes mellitus Typ 2, der Adipositas und Hyperlipidämien assoziiert; sie treten aber auch ohne erkennbare Ursache auf.

Die Therapie zielt in erster Linie auf die gute **Einstellung des Diabetes mellitus** und die **Behandlung der Hyperlipidämie**.

Eine leichte Steatose bedarf in der Regel keiner Therapie. Die therapeutischen Möglichkeiten bei der Steatohepatitis, -fibrose sind gegenwärtig sehr begrenzt. Die auf dem Boden einer NAFLD entstandene Leberzirrhose und ihre Komplikationen werden nach den gleichen Grundsätzen wie Zirrhosen anderer Genese behandelt.

Gewichtsreduktion

Eine behutsame, langfristige Gewichtsreduktion ist anzustreben.

Erstes Ziel: 7–10% vom Ausgangsgewicht in 6–12 Monaten, d. h. in der Regel Gewichtsverlust von ca. 0,5–0,6 kg pro Woche.

Cave: Nulldiäten und radikale Hungerkuren können zu Verschlechterungen der Leberfunktion bis hin zum akuten Leberversagen führen. Magen- und intestinale Bypass-Operationen bei Adipositas permagna können schwerste Steatohepatitiden mit Leberversagen und langfristig eine Leberzirrhose zur Folge haben.

Weglassen potenziell NAFLD-auslösender Medikamente und Hepatotoxine

Medikamente und Hepatotoxine, die nichtalkoholische Fettlebererkrankungen auslösen können, werden im Folgenden aufgelistet:

- Glukokortikoide,
- synthetische Östrogene,
- Aspirin,
- Ca^{++}-Blocker,
- Amiodaron,
- Tamoxifen,
- Tetrazykline,
- Methotrexat,
- Valproinsäure,
- Kokain,
- Zidovudin,
- Didanosin,
- Fialuridin.

Medikamentöse Therapie

Bei Patienten mit NAFLD mit normalem Body-mass-Index und normalen Blutglukose- und -fettwerten werden gegenwärtig zahlreiche Medikamente in Studien geprüft.

Ein Wirksamkeitsnachweis der Pharmakotherapie der NAFLD steht gegenwärtig aus. **Für keines der nachfolgend aufgeführten Medikamente besteht derzeit eine gesicherte Therapieindikation.**

Insulinsensitizer

Thiazolidindione (Pioglitazon, Rosiglitazon) und Metformin haben in Studien mit kleinen (≤ 25) Patientenzahlen nach 3-

bis 6-monatiger Behandlung zu einem Abfall der Aminotransferasenwerte und in einigen Untersuchungen auch zu einem Rückgang der histologischen Entzündungszeichen geführt.

Antioxidanzien

Betain, Diethanolamin, N-Acetylcystein, Vitamin C und E sowie Eisenentzug durch Aderlässe haben bei kleinen Patientengruppen zu einer Verbesserung der Aminotransferasenwerte sowie der histologischen Veränderungen (Verfettung, Entzündung) geführt.

> Bei Therapiewunsch des Patienten kann ein Versuch mit **Vitamin E 400 IU p.o. qd–tid** und/oder **Vitamin C 1 g p.o. qd** × **6–12 Monate** unternommen werden.

Lipidsenker

Clofibrat hat keinerlei Effekte auf Aminotransferasen und Leberhistologie bei NAFLD. **Gemfibrozil** und **Atorvastatin** haben in Einzelfällen zu Verbesserungen der Aminotransferasenwerte und der Leberhistologie geführt. Die Ergebnisse sind nicht überzeugend.

Probucol, ein Fettsenker mit antioxidativen Eigenschaften (in Deutschland nicht im Handel), hat an sehr kleinen Patientengruppen in einer Dosierung von 500 mg p.o. qd, nach 6-monatiger Therapie zu einem Abfall der Aminotransferasenwerte geführt.

Ursodeoxycholsäure

Nach anfänglich hoffnungsvollen Ergebnissen war in einer 24-monatigen Studie der Mayo Clinic UDC 13–15 mg/kgKG p.o./d bei Patienten mit nichtalkoholischer Steatohepatitis der Placebogabe nicht überlegen. Ergebnisse weiterer Studien müssen abgewartet werden.

6

Autoimmune Lebererkrankungen

Immunologische und autoimmune Mechanismen spielen bei zahlreichen hepatobiliären Erkrankungen eine wichtige pathogenetische Rolle. Zu den autoimmunen Lebererkrankungen im engeren Sinne zählen die

— autoimmune Hepatitis,
— primär biliäre Zirrhose,
— autoimmune Cholangitis,
— primär sklerosierende Cholangitis sowie die
— autoimmunen Überlappungssyndrome.

6.1 Autoimmune Hepatitis

Die autoimmune Hepatitis (AIH) ist eine chronisch-progrediente Entzündung unbekannter Genese, die histologisch mit einer Grenzzonenhepatitis, laborchemisch mit einer ausgeprägten Hypergammaglobulinämie und hochtitrigen Autoantikörpern im Serum einhergeht. Die definitive Diagnose erfordert den Ausschluss metabolischer, hereditärer, viraler, medikamentöser und primär cholestatischer Lebererkrankungen. Nach dem vorherrschenden Autoantikörperprofil werden verschiedene Formen der AIH unterschieden (▪ Tabelle 6.1).

Alle Formen der AIH werden immunsuppressiv über mehrere Jahre, bei manchen Patienten lebenslang, behandelt.

Therapieziele sind:
— Induktion der Remission,
— Erhaltung der kompletten Remission,
— Verhinderung des Rezidivs.

◘ Tabelle 6.1. Verschiedene Typen der Autoimmunhepatitis

Merkmale	AIH Typ I	AIH Typ II	AIH Typ III
Typische Autoantikörper	ANA, SMA	Anti-LKM1	Anti-SLA/LP[c]
Assoziierte Antikörper	pANCA[e], Anti-Aktin, Anti-ASGPR	Anti-LC1[b], Anti-ASGPR[a]	ANA, SMA, Anti-ASGPR
Alter bei Beginn der Erkrankung	Alle Altersstufen	2–14 Jahre	Alle Altersstufen
Assoziierte Autoimmunerkrankungen	Autoimmune Thyreoiditis, Colitis ulcerosa (selten), Synovitis	Vitiligo, Diabetes mellitus Typ 1, autoimmune Thyreoiditis, autoimmunpolyendokrines Syndrom 1	Wie AIH Typ I
Genetische Faktoren	DRB1*0301 und DRB1*0401 (Nordeuropäer), DRB1*1501 (protektiv), DRB1*0404 (Mittelamerikaner), DRB1*0405 (Japaner), DRB1*1301 (Südamerikaner)	HLA-B 14, HLA-DR3, C4A-QO, DRB1*07	Nicht sicher

◘ Tabelle 6.1 (Fortsetzung)

Merkmale	AIH Typ I	AIH Typ II	AIH Typ III
Autoantigene	Nicht sicher	P-450 IID6 (CYP2D6), P-450 IA2 (APS1[d]), P-450 IA6 (APS1)	UGA-Suppressor tRNA-assoziiertes Protein

[a] **ASGPR** Asialo-Glykoprotein-Rezeptor.
[b] **LC1** Leber-Zytosol Typ 1.
[c] **SLA/LP** lösliches Leber-Antigen/Leber-Pankreas.
[d] **APS 1** autoimmun-polyendokrines Syndrom 1.
[e] **pANCA** perinukleäre Antikörper gegen Neutrophilenzytoplasma.

Die komplette Remission ist definiert als klinische Besserung des Allgemeinzustands, Normalisierung der Aminotransferasen innerhalb eines Jahres für mindestens 6 Monate unter einer Erhaltungstherapie oder histologisch fehlende oder nur minimale Entzündungsaktivität. Sie wird induziert durch die **kombinierte Gabe von Prednisolon und Azathioprin.**

> Beginn der Therapie mit **Prednisolon 40–60 mg p.o. qd × 10–14 Tage,** anschließend alle 10–14 Tage Dosisreduktion, zunächst jeweils um 10 mg bis zu einer Tagesdosis von 30 mg, danach in Schritten von 5 mg bis zur **Erhaltungsdosis von etwa 7,5–10 mg p.o. qd.**

Die Reduktion der Dosis richtet sich nach der Krankheitsaktivität. Die jeden zweiten Tag alternierende Prednisolongabe, in der Absicht die Steroidnebenwirkungen zu verringern, sollte bei Erwachsenen in der Induktionsphase unterbleiben, da dieses Vorgehen die Rate der histologischen Remissionen verringert.

⚠ Gleichzeitig mit dem Kortikosteroid erfolgt die Gabe von **Aza-thioprin 50 mg p.o. qd.** Parallel zur Reduktion der Steroiddosis wird Azathioprin auf 1–1,5 (–2) mg/kgKG/d gesteigert, im All-gemeinen auf **50 mg p.o. bid** oder **tid.**

Ist die komplette Remission erreicht und hält sie mehrere Monate an, wird der Versuch unternommen Azathioprin stu-fenweise auf eine **Erhaltungsdosis von 50 mg p.o. qd** zu redu-zieren und anschließend das Prednisolon, z.B. in Schritten von 2,5 mg, ganz auszuschleichen.

Bei klinischem Wohlbefinden und normalen Aminotransfera-sen wird die **Behandlung als Azathioprin-Monotherapie fort-geführt.**

⚠ Nach Erreichen der Remission wird die Erhaltungstherapie über 2–3 Jahre fortgesetzt.

Vor Beendigung der Behandlung erfolgt eine Leberbiopsie.

⚠ Der histologische Befund ist eine wesentliche Entscheidungs-hilfe für Beendigung oder Fortsetzen der Therapie.

Die histologische Besserung hinkt der klinischen und labor-chemischen um etwa 3–6 Monate nach. Ist der histologische Befund normal, kann die Therapie beendet werden. Bei nor-maler Histologie treten Rezidive nach Beendigung der Thera-pie in etwa 20% der Fälle auf. Entzündliche Infiltrate im Portal-feld gehen mit einer Rezidivhäufigkeit von 50% einher und ei-ne weiterbestehende Grenzzonenhepatitis unter der Therapie führt nach Absetzen der Behandlung in 90–100% der Fälle zum klinischen Rezidiv.

Ein Therapieversagen wird in etwa 13% der Fälle beobach-tet. In diesem Fall wird mit höheren Dosen (Prednisolon 60 mg/d, Azathioprin 150 mg/d) und länger behandelt. Gleich-wohl erreichen nur 20% dieser Patienten eine histologische Re-mission.

Rezidive treten am häufigsten innerhalb der ersten 6 Monate nach Beendigung der Therapie auf und sind am Anstieg der AST auf das ≥3fache des oberen Normwertes gekennzeichnet. **Eine Leberbiopsie ist zum Nachweis eines Rezidivs nicht erforderlich.** Mit zunehmender Dauer der Remission nimmt die Wahrscheinlichkeit eines Rezidivs ab und beträgt nach 1 Jahr nur noch 8%.

> Die Therapie des Rezidivs entspricht der Initialbehandlung.

Mit jedem Rezidiv nimmt aber die Nebenwirkungsrate der Behandlung zu und die Wahrscheinlichkeit der Remission ab. Eine Dauertherapie mit niedrigen Dosen Prednisolon (z. B. 7,5–10 mg/d) und Azathioprin (50 mg/d) kann erforderlich sein.

Bei Patienten mit **Azathioprinunverträglichkeit** kann **Prednisolon als Monotherapie** in einer Dosierung von **60 mg p.o. qd** gegeben oder der Versuch mit einem anderen Immusuppressivum, z. B. Methotrexat, 6-Mercaptopurin (1,5 mg/kgKG/d), unternommen werden.

Ermutigende Erfahrungen in Einzelfällen aber keine größeren kontrollierten Studien liegen mit Cyclosporin (5–6 mg/d), Tacrolimus (FK 506; 2 × 3 mg/d) und Mycophenolat-Mofetil (2 × 1 g/d) vor.

Da es sich bei der Kortikosteroidgabe um eine Langzeittherapie handelt, sollten unterstützende Maßnahmen, wie die Gabe von Vitamin D, Vitamin K, Bisphosphonaten, und bei postmenopausalen Frauen eine Hormontherapie erfolgen.

Lebertransplantation

Patienten, die auf eine konventionelle Therapie nicht ansprechen oder bei denen es unter medikamentöser Therapie zu einer Dekompensation der Leberzirrhose kommt, sind Kandidaten für eine Lebertransplantation. Ein innerhalb von 2 Wochen

fehlender deutlicher Abfall des Serumbilirubins unter Korti-
kosteroidtherapie bei Patienten mit histologisch nachgewiese-
nen multilobulären Nekrosen stellt eine Indikation zur Transplantation dar.

Die 5- bzw. 10-Jahresüberlebensraten nach Transplantation
liegen bei 80–90% bzw. bei 75%.

6.2   Primär biliäre Zirrhose

Die primär biliäre Zirrhose (PBC) ist eine cholestatische Auto-
immunkrankheit der Leber mit progredienter, nichteitriger,
entzündlicher Destruktion der kleinen Gallengänge (Synonym:
chronisch destruierende nichteitrige Cholangitis), die zur Leberzirrhose fortschreitet. Betroffen sind zu 90% Frauen. Die Diagnose
wird serologisch durch den Nachweis von antimitochondrialen
Antikörpern (AMA) der M2-Untergruppe, die bei 95% der Betroffenen nachweisbar sind, gestellt.

Zahlreiche, v. a. immunsuppressive, antiinflammatorische und
antifibrotische Medikamente wurden in der Therapie der PBC
eingesetzt, doch **weder eine Monosubstanz noch eine Medika-
mentenkombination war bisher in der Lage, die Erkrankung zu
heilen.** ◻ Tabelle 6.2 gibt einen Überblick über bisherige Thera-
pieansätze bei der PBC.

Die Therapie der PBC muss in frühen Krankheitsstadien einsetzen. Ein Therapiebeginn im Stadium III oder IV ist vermutlich
wirkungslos.

Möglicherweise erzielt **Ursodeoxycholsäure** (UDC) eine Lebensverlängerung bei Patienten mit PBC. Die Datenlage hierzu
ist allerdings widersprüchlich. Nicht zuletzt aufgrund ihrer
weitgehenden Nebenwirkungsfreiheit gilt UDC heute als Mittel
der Wahl in der Behandlung der PBC.

⬛ Tabelle 6.2. Therapiestrategien bei der primär biliären Zirrhose

Medikament(e)	Bemerkungen	Indikation bei PBC
Glukokortikoid-Monotherapie	Kann einige Laborparameter verbessern und einen positiven Effekt auf die Leberhistologie ausüben. Verschlimmerung der Osteoporose.	Nicht indiziert
Azathioprin-Monotherapie	Kein Überlebensvorteil.	Nicht indiziert
Methotrexat-Monotherapie	Abfall von AP, γ-GT, AST, ALT, IgG und IgM. Tendenzielle Reduktion der Fibroseparameter und Duktopenie. Aber auch niedrige Dosen (7,5 mg/Woche) mit Nebenwirkungen verbunden. Anstieg des Bilirubinspiegels und des Mayo-Scores! **Sterblichkeits- bzw. Transplantationsrate unter Methotrexat um den Faktor 2,9 höher als unter Placebo!**	Nicht indiziert
Chlorambucil-Monotherapie	Abfall des Serumbilirubins. Knochenmarksuppression verbietet Langzeittherapie.	Nicht indiziert
D-Penicillamin-Monotherapie	Keinerlei Effekte auf PBC.	Nicht indiziert

▣ Tabelle 6.2 (Fortsetzung)

Medikament(e)	Bemerkungen	Indikation bei PBC
Colchizin-Monotherapie	Besserung einiger Laborparameter, wie Serumalbumin und Bilirubin. Kein Effekt auf Leberhistologie. Hohe Therapieabbruchraten.	Nicht indiziert
Cyclosporin A-Monotherapie	Kein Überlebensvorteil; zahlreiche Nebenwirkungen	Nicht indiziert
Tacrolimus-Monotherapie	Zu wenige Daten	Nicht indiziert
Ursodeoxycholsäure (UDC)	Siehe Text	**Indiziert**
UDC plus Colchizin	Zu wenig Daten.	Nicht indiziert
UDC plus Methotrexat	Wenige Daten. Keine klinischen oder laborchemischen Besserungen	Nicht indiziert
UDC plus Prednisolon	Nach einjähriger Behandlung kein Unterschied in den Laborwerten in der UDC/Placebo-Gruppe vs. UDC/Prednisolon. Aber in der UDC/Prednisolon-Gruppe Besserung der Leberhistologie	**Möglicherweise indiziert.** Weitere Studien abwarten.
UDC plus Budesonid	Siehe Text	**Möglicherweise indiziert.** Weitere Studien abwarten.
UDC plus Prednisolon plus Azathioprin	Wenige Daten	**Möglicherweise indiziert.** Weitere Evaluation erforderlich.

Folgende Dosierung wird in allen Stadien der PBC eingesetzt: **Ursodeoxycholsäure 10–15 mg/kgKG/d p.o.** (ein Drittel der Dosis morgens, zwei Drittel abends).
Die Behandlung erfolgt lebenslang.

Der Wirkmechanismus ist unklar. Möglicherweise wirkt sie membranstabilisierend und immunmodulatorisch und begrenzt damit die Auswirkungen der Gallengangschädigung.

Besonders in frühen Krankheitsstadien senkt UDC die cholestase- und entzündungsanzeigenden Laborparameter (AP, γ-GT, Bilirubin, Aminotransferasen) nachhaltig und reduziert das IgM um etwa 30–40%. Bei etwa 30% der anikterischen Patienten kommt es unter UDC zu einer völligen Normalisierung der Laborparameter. Bei den restlichen 70%, besonders bei Patienten mit hohen Ausgangswerten von AP und γ-GT, ist die Therapieantwort inkomplett, die Laborparameter fallen zwar z.T. deutlich ab, bleiben aber über der Norm. Keinen Einfluss hat die UDC-Therapie auf die AMA-Titer und auf die floride Gallengangläsion.

Die Verlangsamung der Fibroseprogression durch UDC wird nicht einheitlich beurteilt.

Ein willkommener Effekt der Langzeittherapie mit UDC ist ihr hemmender Einfluss auf die Epithelzellproliferation im Kolon. Erste Ergebnisse sprechen dafür, dass **mit UDC behandelte Patienten weniger Adenome im Dickdarm entwickeln** als Kontrollpersonen ohne UDC.

Die Kombination aus **UDC 10–15 mg/kgKG/d** und **Budesonid 3 mg p.o. tid** ist möglicherweise einer UDC-Monotherapie überlegen.
Cave: mit fortschreitendem Krankheitsstadium nehmen die systemischen Nebenwirkungen von Budesonid zu, da sein hepatischer First-pass-Effekt mit zunehmendem zirrhotischen Umbau abnimmt.

Neben der Behandlung des entzündlich destruierenden hepatobiliären Prozesses selbst steht die Therapie des **Pruritus**, der **Osteoporose** (▶ s. Abschn. 3.7) und der **Vitaminmangelzustände** (parenterale Substitution der fettlöslichen Vitamine A, D, E und K) oft im Vordergrund.

Der **Juckreiz** ist in den meisten Fällen bereits vor Diagnosestellung vorhanden. Er kann quälend sein und die Lebensqualität der Patienten nachhaltig beeinträchtigen. Seine Behandlung ist daher wichtig, die Ergebnisse aber oft unbefriedigend.

⚠ Antihistaminika, Sedativa und lokale Anwendungen sind in der Regel wirkungslos. Die Wirkung von Serotonin-Rezeptorantagonisten ($5HT_3$; z.B. Ondansetron) ist nicht belegt.

Das Austauschharz **Colestyramin 4 g p.o. tid–qid** bindet möglicherweise pruritogene Substanzen (Gallensäuren?) im Darm. Um die Resorption anderer Medikamente nicht zu beeinträchtigen, sollte es zeitlich versetzt um ca. 2 h vor deren Einnahme mit viel Flüssigkeit verabreicht werden. Nebenwirkungen sind Blähungen und Obstipation. Bei Langzeitgabe kann es zur Malabsorption fettlöslicher Vitamine kommen. Nach längerer Applikation kommt es zur Toleranzentwicklung.

⚠ **Rifampicin 150 mg p.o. bid** (bei Serumbilirubin >3 mg%) und **150 mg p.o. tid** (bei Serumbilirubin <3 mg%) vermag durch Enzyminduktion den Pruritus zu lindern.

Die Opiatantagonisten **Naloxon 0,4 mg i.v. als Bolus** gefolgt von **0,2 µg/kgKG/min** als i.v.-Dauerinfusion oder **Naltrexon 25 mg p.o. bid an Tag 1** gefolgt von **50 mg p.o. qd ab Tag 2** wirken vermutlich über eine zentrale Dämpfung des Juckreizes.

In verzweifelten Fällen wurden Kohle-Hämoperfusion, Plasmapherese, und MARS (»molecular adsorbent recirculating system«) eingesetzt. Kontrollierte Studien zur Wirkung dieser Verfahren auf den Pruritus liegen nicht vor.

Lebertransplantation

Die Lebertransplantation stellt die Therapie der Wahl im Endstadium der PBC (Anstieg der Bilirubinkonzentration i. S.) dar. Der beste Zeitpunkt für eine Transplantation bei Patienten mit PBC scheint bei einem Mayo-Risk-Score (www.mayo.edu/intmed/gi/model/mayomodl.htm) von 7,8 zu liegen. Nicht beherrschbarer Juckreiz und eine schwere Osteoporose stellen ebenfalls Indikationen zur Lebertransplantation dar.

Bei 20–45% der Patienten entwickelt sich im Transplantat ein Rezidiv der PBC, dessen Progression allerdings sehr langsam ist, sodass die Sorge vor einem Rezidiv keine Kontraindikation für die Lebertransplantation darstellt.

6.3 Autoimmune Cholangitis

Als autoimmune Cholangitis (AIC) wird derzeit eine Erkrankung mit den klinischen und pathologischen Kennzeichen der primär biliären Zirrhose, bei fehlendem Nachweis antimitochondrialer Antikörper (AMA) aber positiven Tests für antinukleäre Antikörper, bezeichnet.

Vieles spricht dafür, dass es sich bei der AIC nicht um eine eigenständige Krankheitsentität, sondern um eine **AMA-negative PBC** handelt.

> Einzelne Patienten sprechen auf **Ursodeoxycholsäure 10–15 mg/kgKG/d** an.

6.4 Primär sklerosierende Cholangitis

Die primär sklerosierende Cholangitis (PSC) ist eine chronische, fibrös-obliterierende, progrediente Entzündung des intra- und/oder extrahepatischen Gallengangsystems unbekannter Ursache.

▼

Das intrahepatische Befallsmuster ist identisch mit der früher als Pericholangitis bezeichneten chronischen Entzündung der intrahepatischen Gallenwege (»small duct primary sclerosing cholangitis«). Die PSC ist in ca. 75% der Fälle mit einer Colitis ulcerosa assoziiert. Als Komplikation langjähriger Verläufe ist das cholangiozelluläre Karzinom gefürchtet.

Medikamentöse Therapie

Ein wirksamer medikamentöser Therapieansatz der PSC steht nicht zur Verfügung. Glukokortikoide, Colchizin, Methotrexat, Azathioprin, Penicillamin sind unwirksam.

Ursodeoxycholsäure 13–15 mg/kgKG/d wirkt sich in Einzelfällen günstig auf die Cholestaseparameter aus.

Eine Wirkung der UDC auf den natürlichen Verlauf der Erkrankung ist nicht belegt. Neuere Untersuchungen sprechen dafür, dass mit UDC behandelte Patienten möglicherweise seltener cholangiozelluläre Karzinome entwickeln.

Cholangitische Komplikationen sind antibiotisch, Mangelerscheinungen infolge der Malabsorption supportiv zu behandeln.

Endoskopische Therapie

Endoskopische oder perkutan transhepatische Dilatation(en) dominanter Stenosen scheinen die Progression der PSC zu verlangsamen. Im Bedarfsfall können passager Endoprothesen eingelegt werden. Der Nachweis einer Lebensverlängerung durch diese Maßnahmen steht allerdings aus.

Chirurgische Therapie

Durch den Einsatz endoskopischer Verfahren hat die operative Beseitigung/Umgehung von Gallengangstenosen weitgehend an Bedeutung verloren.

Für die fortgeschrittene PSC im Stadium der Zirrhose bleibt als einzige Therapieoption die **Lebertransplantation**. Die 5-Jahresüberlebensraten liegen bei etwa 70%.

Eine prophylaktische Transplantation zur Verhütung eines Gallengangkarzinoms ist nicht indiziert.

6.5   Autoimmune Überlappungssyndrome

Von einem autoimmunen Überlappungssyndrom wird gesprochen, wenn histologische, immunologische und klinische Ge-

◻ **Tabelle 6.3.** Einige Unterscheidungsmerkmale zwischen Autoimmunhepatitis (AIH), primär biliärer Zirrhose (PBC) und primär sklerosierender Cholangitis (PSC)

Merkmale	PBC	PSC	AIH
Vorkommen im Kindesalter	Nein	Ja	Ja
% Frauen	90%	40%	60%
HLA B8, DR3	(+)	+	+++
CED[a]	(+)	+++	(+)
Vorherrschendes Immunglobulin i.S.	IgM	(IgG)	IgG
Autoantikörper	AMA	(ANCA)	ANA
Alterationen großer Gallengänge	–	+++	–
Ansprechen auf Kortikosteroide	–	–	+++

[a] **CED** chronisch-entzündliche Darmerkrankung.

meinsamkeiten und Überschneidungen eine eindeutige Zuordnung zu einer der 3 hepatobiliären Immunerkrankungen Autoimmunhepatitis, primär biliäre Zirrhose oder primär sklerosierende Cholangitis nicht zulassen (◘ Tabelle 6.3). Dies ist bei 9–18% der Patienten der Fall.

Vorwiegend cholestatische Krankheitsbilder sprechen eher auf Ursodeoxycholsäure (► s. Abschn. 6.2) und weniger auf eine

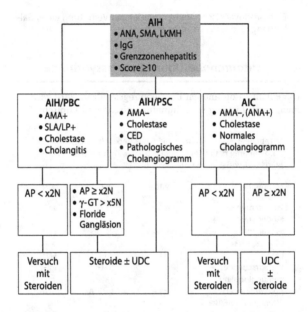

◘ **Abb. 6.1.** Diagnose- und Therapie-Algorithmus bei autoimmunen Überlappungssyndromen. **AIH** Autoimmunhepatitis, **PBC** primär biliäre Zirrhose, **AIC** Autoimmuncholangitis, **CED** chronisch entzündliche Darmerkrankung, **N** oberer Normwert, **UDC** Ursodeoxycholsäure

immunsuppressive Therapie an, während hepatitische Überlappungssyndrome auf Kortikosteroide und Azathioprin (▶
s. Abschn. 6.1) reagieren. Sind beide Komponenten, cholesta-
tisch und hepatitisch, gleichermaßen vertreten, kann der Versuch einer Kombinationstherapie aus einem Immunsuppressi-
vum und Ursodeoxycholsäure unternommen werden (◘
Abb. 6.1).

Akutes Leberversagen

Das akute Leberversagen (ALV) ist ein potenziell reversibles klinisches Syndrom bei massivem Leberparenchymuntergang, gekennzeichnet durch die Entwicklung einer hepatischen Enzephalopathie und schwerer Leberfunktionsstörungen bei Patienten ohne zuvor bekannte Lebererkrankung. Entsprechend dem Zeitintervall zwischen dem Beginn des Ikterus und dem Einsetzen der Enzephalopathie wird ein hyperakutes (fulminantes), ein akutes und ein subakutes (protrahiertes) Leberversagen unterschieden (◘ Tabelle 7.1).

Ein rasch progredienter Ausfall der Leberfunktion bei einer bekannten chronischen Lebererkrankung wird als »akutes auf chronisches« Leberversagen bezeichnet.

Das ALV ist ein lebensbedrohlicher medizinischer Notfall.

◘ Tabelle 7.1. Einteilung des akuten Leberversagens

	Hyperakut	Akut	Subakut
Zeitintervall vom Auftreten des Ikterus zum Beginn der Enzephalopathie	1–7 Tage	8–28 Tage	29–60 Tage
Hirnödem	Üblich	Weniger üblich	Selten
Prothrombinzeit	Stark verlängert	Stark verlängert	Gering verlängert
Bilirubinspiegel	Gering erhöht	Stark erhöht	Stark erhöht
Prognose	Mäßig	Schlecht	Schlecht

Die Behandlung erfolgt auf der Intensivstation unter Einsatz aller zur Aufrechterhaltung des Kreislaufs und der Vitalfunktionen notwendigen Maßnahmen. Zu den Standardmaßnahmen gehören:

- Frühzeitige Anlage eines **zentralen Zugangs** (solange Gerinnung noch einigermaßen intakt).
- **Volumenüberwachung** und **Flüssigkeitsbilanzierung** unter Messung der Nierenausscheidung und des zentralvenösen und arteriellen Drucks.
- Messung von Indikatoren der Gewebehypoxie (p_aO_2, **Laktat, pH**).
- 1- bis 2- (bis 4-)stündliche **Kontrollen von Blutglukose und Elektrolyten.**
- **Infektionsprophylaxe,** z. B. mit Ceftriaxon 2 g i.v. qd.
- **Prophylaxe gastrointestinaler Blutungen** mit Protonenpumpenhemmern, z. B. Omeprazol 40 mg bid i.v.,
- regelmäßige Kontrolle, ggf. Substitution, von Gerinnungsfaktoren,
- Prostacyclin i. v. soll die Mikrozirkulation und die periphere Sauerstoffausnutzung verbessern.
- **Vorsichtige Volumenexpansion** kann möglicherweise in Frühstadien des ALV der Entwicklung eines Nierenversagens entgegenwirken. Da das Nierenversagen prognoseentscheidend ist, sollte die **Dialyse frühzeitig** eingesetzt werden. Kontinuierliche **Hämofiltrationsverfahren** sind der intermittierenden Dialyse vorzuziehen.

🛈 Hohe Furosemiddosen sind wirkungslos.
   Cave: nephrotoxische Medikamente, z. B. Vancomycin, Aminoglykoside.

Nachfolgend werden **wichtige Therapieprinzipien** in der Behandlung des ALV besprochen. Eine ausführliche Besprechung aller intensivmedizinisch erforderlichen Maßnahmen übersteigt den vorliegenden Rahmen.

Hirnödem

Das Hirnödem tritt bei nahezu 80% der Patienten mit Grad-III/IV-Enzephalopathie auf und führt bei 20% der Patienten durch Hirnstammeinklemmung zum Tod.

Der Oberkörper sollte hochgelagert (30°), die Patienten elektiv intubiert werden, um eine Aspiration zu verhindern. Grundlage der Behandlung des Hirnödems ist die **fortlaufende Messung des intrakraniellen Drucks** (subduraler oder epiduraler Katheter).

> Übersteigt der intrakranielle Druck 25 mmHg (normal < 12 mmHg), erfolgt die **maschinelle Hyperventilation**, um die p_aCO_2-Werte auf 25–30 mmHg zu senken. Der Effekt hält nur ca. 2–3 h an.
>
> Wichtigstes Therapieprinzip in der Behandlung des Hirnödems ist die frühzeitige **osmotische Diurese** mit **Mannitol 0,5–1 g/kgKG i.v.**, innerhalb von 5–10 min; kann in stündlichen Abständen mehrmals wiederholt werden.

Falls bei Patienten ohne Nierenversagen keine Diurese in Gang kommt, sollte bei einer Plasma-Osmolarität von < 320 mOsm die gleiche Mannitol-Dosis unmittelbar erneut verabreicht werden.

In der Praxis sind dieser forcierten osmotischen Diurese durch ein häufig bestehendes Nierenversagen und eine pulmonale Überwässerung enge Grenzen gesetzt.

Bei Nierenversagen ist Mannitol nur wirksam, wenn innerhalb von 15 min nach der Mannitolgabe das Dreifache des zugeführten Volumens durch Ultrafiltration entfernt wird.

> Ist Mannitol unwirksam, wird **Thiopental**, bis zur **Maximaldosis** von **500 mg i.v.** über 15 min, gefolgt von einer **Thiopental-Dauerinfusion 50–250 mg/h** über **4 h** via Perfusor, verabreicht.
>
> Dexamethason ist bei hepatischem Hirnödem unwirksam.

Infektionsprophylaxe

Aufgrund des stark erhöhten Infektionsrisikos bei Patienten mit ALV erfolgt die Infektionsprophylaxe mit Antibiotika und Antimykotika. Kombinationen aus intravenösen Breitspektrumantibiotika (z. B. Cephalosporine der 3. Generation und Flucloxacillin) und oralen Antimykotika oder nichtresorbierbaren Antibiotika (»selektive Darmdekontamination«) verbessern die Prognose, insbesondere wenn Patienten später eine Lebertransplantation benötigen.

🛈 Kulturen von Blut, Urin und anderen Körperflüssigkeiten sind täglich anzusetzen.

Gerinnungsstörungen

Obgleich beim ALV die **Gerinnung immer beeinträchtigt** ist, verbessert weder die prophylaktische Gabe von Gerinnungsfaktoren noch die Substitution mit gefrorenem Frischplasma (FFP) die Prognose.

🛈 FFP (»fresh frozen plasma«) sollte nur bei aktiven Blutungen verabreicht werden.

Die Gabe von Antithrombin III (AT III) ist umstritten. Insbesondere bei Patienten, die dialysiert oder hämofiltriert werden müssen, sollten aber die AT-III-Werte auf > 50% gehalten werden.

Thrombozytenkonzentrate werden nur bei thrombozytopeniebedingten Blutungen verabreicht.

Parenterale Ernährung

Die parenterale Ernährung mit Glukose-Infusionen, Lipiden und Aminosäuren soll die **negative Stickstoffbilanz korrigieren.**

🛈 Nicht-Eiweißkalorien werden je zur Hälfte als Glukose und als Lipide gegeben.

Eine zu hohe Glukosezufuhr führt nicht zur Verminderung der Katabolie, sondern zur raschen Verfettung des erhaltenen Leberparenchyms, da überschüssige Glukose in Triglyzeride umgewandelt wird.

Bei **Blutglukosewerten >180 mg% (10 mmol/l)** sollte **Insulin** zugeführt werden.

Der **Aminosäurenbedarf** liegt, auch bei hohen Ammoniakwerten im Blut, bei **1,0–1,2 g/kgKG/24 h.** Die Lösungen sollten reich an **verzweigtkettigen Aminosäuren** sein.

Die parenteralen Ernährungslösungen sollten **Vitamine und Spurenelemente** enthalten.

Leberersatzverfahren

Leberersatzverfahren dienen der Entlastung der Leber bis zu ihrer Erholung oder zur Überbrückung der Zeit bis zur Lebertransplantation.

Nicht-zellbasierte Systeme. Sie beruhen auf unterschiedlichen Filtrationsverfahren (Plasmapherese, Dialyseverfahren), mit denen toxische Substanzen aus dem Patientenblut entfernt werden. Besonderes Interesse beansprucht in letzter Zeit das **Molecular Adsorbents Recirculation System (MARS)**, auch als extrakorporale Albumindialyse bezeichnet, bei dem ein Ultrafiltrat des Patienten gegen eine albuminreiche Lösung exponiert wird. Bilirubin und andere an Albumin gebundene Substanzen und Toxine werden entlang eines Konzentrationsgradienten entfernt.

Zellbasierte Systeme. Sie beruhen auf lebenden humanen oder porcinen Hepatozyten. Diese »Bioreaktoren« aus Leberzellkulturen sind im Entwicklungsstadium und klinisch noch nicht einsatzbereit. Auch die **Hepatozytentransplantation** befindet sich noch in einem experimentellen Stadium.

Lebertransplantation

Die Lebertransplantation ist die entscheidende Maßnahme in der Behandlung des ALV.

Um den günstigsten Zeitpunkt nicht zu verpassen, ist eine frühzeitige Kontaktaufnahme mit einem Transplantationszentrum unabdingbar.

Die Lebertransplantation ist heute die Therapie der Wahl bei Patienten mit ALV, deren Überlebenschance unter Berücksichtigung aller Parameter auf < 20% eingeschätzt wird.

> **King's-College-Kriterien zur Lebertransplantation bei ALV**
>
> — **Acetaminophen-induziertes ALV**
>   – pH < 7,3 (unabhängig vom Grad der HE[1])
>   oder
>   – HE Grad III oder IV
>   – Prothrombinzeit > 100 s (INR > 7,7)
>   – Kreatinin i. S. > 3,4 mg%
> — **Andere Ursachen**
>   – Prothrombinzeit > 100 s (INR > 7,7)
>   oder
>   – Prothrombinzeit > 50 s (INR > 3,85)
>   – Bilirubin i. S. > 17,5 mg%
>   – Intervall zwischen Ikterus und HE > 7 Tage

Die Überlebensraten ein Jahr nach Transplantation liegen bei 65–70%, 5 Jahre nach dem Eingriff bei knapp 60%.

Die relativ hohe Rate septischer Infektionen mit tödlichem Ausgang ist für die schlechteren Überlebensraten gegenüber anderen Indikationsgruppen verantwortlich.

---

[1] **HE** hepatische Enzephalopathie

Kontraindikationen für eine Lebertransplantation sind der irreversible Hirnschaden (Hirndruck > 40 mmHg), die nicht beherrschbare Sepsis, HIV-Infektion, Malignom und Versagen eines anderen Organs, das einen günstigen Ausgang verhindert.

Acetaminophen(Paracetamol)vergiftung

Bei der Acetaminophenvergiftung ist N-Acetylcystein (N-ACC) das Mittel der Wahl. Es wirkt am effektivsten, wenn es innerhalb der ersten 8 h nach der Intoxikation verabreicht wird, senkt aber die Mortalität auch, wenn es bis zu 24 h nach der Vergiftung gegeben wird (◘ Tabelle 7.2).

◘ Tabelle 7.2. Leberschädigung nach Einnahme von 10–12 g Paracetamol[a]

Stunden nach der Einnahme	Plasmaspiegel	Leberschädigung
4	> 300 µg/ml	Leberschaden in 100%
	< 120 µg/ml	Kein Leberschaden
12	> 50 µg/ml	Leberschaden wahrscheinlich
	< 50 µg/ml	Keine Gefahr

[a] Unter Einnahme von Enzyminduktoren, z.B. Alkohol, Barbiturate, können bereits niedrigere, auch therapeutische Paracetamol-Dosen zu ausgeprägten Leberschäden führen.

Praktisches Vorgehen: Ergebnis der Plasmaspiegelbestimmung von Paracetamol nicht abwarten, N-ACC gleich verabreichen.

Therapeutische Prinzipien bei Paracetamolvergiftung
- Magenspülung
- Acetylcystein (Glutathionvorstufe)

> – 150 mg/kgKG in 200 ml 5% Glukose i.v. über
>   15 min
> anschließend
> – 50 mg/kgKG in 500 ml 5% Glukose i.v. über 4 h
> anschließend
> – 100 mg/kgKG in 1000 ml 5% Glukose i.v. über
>   16 h

Die Gesamtdosis beträgt 300 mg/kgKG in 20 h.

Knollenblätterpilzvergiftung

Die Vergiftung mit Amanita phalloides verläuft klinisch in 2
Phasen. Nach einer Latenzzeit von bis zu 24 h beginnt die **gastrointestinale Phase** (1–2 Tage; Übelkeit, Erbrechen), die nach
einer 1- bis 2-tägigen Erholungsphase in die **hepatorenale Phase** mit Leber- und Niereninsuffizienz übergeht.

> **Therapeutische Maßnahmen bei Knollenblätterpilzver-
> giftung**
> – Magenspülungen
> – Aktivkohle 40–60 g/d
> – Laktulose 60–100 g/d p.o.
> – 2 hohe Einläufe/d
> – Forcierte Diurese
> – ggf. Dialyse
> – Silibinin 20 mg/kgKG/d, verteilt auf 4 Einzeldosen in
>   500 ml 5% Glukose über mindestens jeweils 2–3 h,
>   mit anschließendem 2- bis 3-stündigen infusions-
>   freiem Intervall
> – Penicillin G 1 Mio IU/kgKG/d i.v., verteilt auf 3–4
>   Einzeldosen über 3 Tage
> – Lebertransplantation bei zunehmendem Leberver-
>   sagen

Genetische und metabolische Lebererkrankungen

8.1 Hereditäre Hämochromatose [1]

Die hereditäre (genetische, primäre) Hämochromatose ist die häufigste angeborene Stoffwechselerkrankung. Sie wird autosomal-rezessiv vererbt. Der genetische Defekt betrifft das HFE-Gen auf Chromosom 6. Die Prävalenz der homozygoten Merkmalsträger liegt in Deutschland und Mitteleuropa bei mindestens 1:200, die der heterozygoten bei etwa 1:10. Die Erkrankung ist durch eine erhöhte, nicht dem Bedarf angepasste intestinale Eisenresorption charakterisiert. Bei Patienten mit Hämochromatose beträgt der Körpereisengehalt 15–30 g (bei Normalpersonen 3–5 g). Die vermehrte Eisenaufnahme führt zur Eisenablagerung und nachfolgenden Schädigung verschiedener Organe, insbesondere von Leber, Pankreas, Herz, Gelenken und endokrinen Organen.

Ziel der Therapie ist die Entspeicherung der Körpereisendepots – gemessen an der Konzentration des Serumferritins und der Transferrinsättigung – innerhalb von 12–24 Monaten und Stabilisierung des Körpereisengehalts bei 2–4 g.

Aderlässe

Die preiswerteste und wirksamste Therapie der Hämochromatose sind Aderlässe. Mit der Aderlasstherapie sollte bei Serum-

---

[1] Diesem Abschnitt liegt der Beitrag von C. Niederau (2003) zugrunde.

ferritinwerten von >200–300 ng/ml, bei schwangeren Frauen 500 ng/ml, begonnen werden.

Mit einem Aderlass von 500 ml Blut werden dem Körper 250 mg Eisen entzogen. Zur Eisenentspeicherung sind 60–120 Aderlässe notwendig.

🕛 Um dieses Ziel innerhalb von 16–24 Monaten zu erreichen, werden zunächst 1–2 **Aderlässe von 400–500 ml/Woche**, anschließend mindestens 1 **Aderlass von 500 ml/Woche**, bis zur Normalisierung des Serumferritins, durchgeführt.

Bei Frauen, älteren Menschen, Patienten mit Herz-Kreislauf-Erkrankungen und Menschen mit geringer Körpermasse kann es nötig sein, die Aderlassmenge auf 250 ml/Woche zu beschränken. Vor jedem Aderlass sollte der Hämatokrit kontrolliert werden. Er sollte um nicht mehr als 20% vom Vorwert gefallen sein. Im Allgemeinen fällt bei diesem Behandlungsschema der Hämoglobingehalt nicht unter 12 g/dl ab, und die Leistungsfähigkeit ist nicht wesentlich beeinträchtigt.

Die Eisenentspeicherung zeichnet sich nach im Mittel 18 Monaten meist durch eine beginnende Anämie ab. **Der Serumferritinwert sollte im unteren Normbereich liegen.**

🕛 Die Aderlasstherapie ist eine lebenslange Behandlung. Sie darf niemals vollständig abgebrochen werden.

Allerdings genügt nach der Eisenentspeicherung eine Erhaltungstherapie mit 4–8 Aderlässen pro Jahr, um eine ausgeglichene Eisenbilanz beizubehalten.

Die Höhe der Eisendepots sollte etwa 2-mal im Jahr durch eine Bestimmung des Serumferritins abgeschätzt werden.

🕛 Langfristig sollten ein Serumferritinwert von 25–50 (–100) ng/ml und eine Transferrinsättigung <50% angestrebt werden.

Deferoxamin .

Die Behandlung mit Deferoxamin ist der Aderlasstherapie deutlich unterlegen und wird daher zur Dauertherapie – auch wegen der hohen Kosten und der möglichen neurotoxischen und anaphylaktischen Nebenwirkungen – nicht empfohlen.

Deferoxamin bindet Eisen im Serum und Gewebe und wird sowohl biliär im Stuhl als auch über die Nieren im Urin ausgeschieden. Das Medikament ist oral unwirksam.

> Die biologische Halbwertszeit nach parenteraler Applikation beträgt nur 5–10 min, so dass eine subkutane Langzeitapplikation von 25–50 mg/kgKG über 12 h pro Tag mit Hilfe eines tragbaren Infusionssystems (Prinzip der Insulinpumpe) erforderlich ist.

Bei Niereninsuffizienz wird eine Dosisreduktion entsprechend der Einschränkung der Kreatinin-Clearance empfohlen.

Als Nebenwirkungen werden häufig lokale Reizungen an der Einstichstelle der subkutan liegenden Nadel angegeben. Selten treten anaphylaktische Reaktionen auf. Klinisch besonders wichtig sind die neurotoxischen Nebenwirkungen, die vornehmlich bei hohen Dosierungen (50–150 mg/kgKG) auftreten. Dazu gehören zunehmende Hörschwäche bis zur Taubheit, Verlust des Farbensehens und akuter Sehverlust. Die neurotoxischen Schädigungen sind nach Absetzen von Deferoxamin nur zum Teil reversibel. Um diese Schädigungen rechtzeitig zu erkennen, sollten halbjährlich ophthalmologische, audiometrische und neurologische Untersuchungen erfolgen.

Zur Verlaufskontrolle ist die Bestimmung des Serumferritinwertes am besten geeignet. Darüber hinaus sollte die Menge der Eisenausscheidung im Urin gelegentlich überprüft werden.

Möglicherweise wird die eisenchelierende Wirkung des Deferoxamin durch die orale Gabe von Vitamin C gesteigert.

Diät

Bei homozygoter Hämochromatose kann durch den genetischen Defekt in der intestinalen Mukosa auch aus einem verminderten Nahrungseisenangebot eine erhöhte Eisenmenge
resorbiert werden, so dass die diätetisch sehr schwer durch-
führbare Eisenbeschränkung wenig wirksam ist.

> Eine Verminderung stark erhöhter Eisenspeicher ist durch diä-
> tetische Maßnahmen nicht möglich.

Ebenso ist eine konsequente, diätetische Eisenbeschränkung
während der Aderlasstherapie wenig sinnvoll.

> Es würde mehr als ein Jahr dauern, wollte man die Eisenauf-
> nahme mit einer äußerst konsequenten und kaum praktikab-
> len diätetischen Eisenrestriktion in gleichem Umfang wie mit
> einem einzigen Aderlass (250 mg) vermindern.

Wird eine eisenarme Diät empfohlen, muss die Bioverfügbarkeit des Nahrungseisens bedacht werden. Eisen in Hämform,
wie z. B. im Blut und Fleisch, wird leichter und besser resorbiert (ungefähr 15% des Gesamteisens) als gebundene Eisen-
salze, z. B. in Gemüsen (1–2% des Gesamteisens). Obwohl bei-
spielsweise Spinat relativ viel Eisen enthält (2–5 mg pro 100 g
Spinatblätter), kann davon wegen der schlechten Löslichkeit
nur wenig (1–3%) resorbiert werden. Daher ist Spinat als diätetische Eisenquelle relativ ungeeignet. Die Löslichkeit und damit die Resorbierbarkeit von Eisen werden durch Nahrungssal-
ze, z. B. Phosphate und Kalzium, sowie durch Phytate stark herabgesetzt, so dass auch das Eisen aus Milch und Eiern
schlecht aufgenommen wird. Das trifft auch für eine faser-
bzw. schlackenreiche Kost mit hohem Gehalt an Lignin, Pektin
und Hemizellulose zu, die die Resorption von anorganischem
Eisen durch Bildung unresorbierbarer Komplexe im Darmlumen beeinträchtigen. Die verminderte Eisenresorption unter

Teezufuhr wird durch Bildung von unlöslichen Eisen-Tannat-Komplexen im Darm erklärt. Bei der Hämochromatose kann daher Tee empfohlen werden.

Vitamin C erhöht die Eisenresorption sowie die Entstehung reaktiver Sauerstoffspezies und sollte deshalb vermieden werden.
Gleiches gilt für Ethanol.

Die diätetischen Empfehlungen bei der Hämochromatose unter Aderlasstherapie beschränken sich auf das Vermeiden sehr eisenhaltiger, bluthaltiger Nahrungsmittel, wie z.B. Fleisch, Wurst, Leber und Nieren, während keine Einschränkung für Gemüse, Milch und Eier besteht.

8.2   Morbus Wilson[2]

Der Morbus Wilson ist eine autosomal-rezessiv vererbte Erkrankung des Kupferstoffwechsels mit einer Häufigkeit heterozygoter Merkmalsträger von 1:90, während Homozygote mit einer Frequenz von 1:30000 vorkommen. Das Hauptmerkmal der Erkrankung ist eine progrediente Kupferansammlung vornehmlich in Leber und Gehirn, welche zur Entwicklung einer Leberzirrhose und zu zentral motorischen Schäden führt.

Das **Ziel der medikamentösen Therapie** des M. Wilson ist die Entleerung der Kupferspeicher.

Die **Initialtherapie** dient der raschen Kupferentspeicherung, ihr schließt sich eine **lebenslange Erhaltungstherapie** zum Vermeiden einer erneuten Kupferakkumulation an. Hierzu stehen die Kupferchelatbildner zur Verfügung.

---

[2] Diesem Abschnitt liegt der Beitrag von Smolarek u. Stremmel (2003) zugrunde.

- D-Penicillamin,
- Trientine sowie
- Zink.

Medikamentöse Therapie

▶ S. ◻ Tabelle 8.1.

D-Penicillamin

D-Penicillamin wird international am längsten und häufigsten zur Therapie des M. Wilson verordnet. D-Penicillamin komplexiert Kupfer, welches dann im Urin und über die Galle im Stuhl ausgeschieden wird. Sekundär führt D-Penicillamin zur Synthesesteigerung von hepatischem Metallothionein, welches Kupfer in nichttoxischer Form bindet.

Die Dosis wird individuell ermittelt und liegt zwischen 900 und 2400 mg/d. Im Allgemeinen **Beginn mit 100 mg p.o. tid**, Steigerung innerhalb von 1–2 Wochen auf **300–800 mg p.o. tid.**

Bei Einnahme mit dem Essen wird die Resorption um ca. 50% vermindert. Daher sollte D-Penicillamin 1 h vor oder 2 h nach den Mahlzeiten eingenommen werden.

Die Therapiekontrolle erfolgt durch die Bestimmung der Kupferausscheidung im 24-Stunden-Urin nach 2-tägiger Therapiepause und durch Messung der Serumkonzentration des freien Kupfers.

Nach Normalisierung der Kupferspeicher werden Urinkupferwerte von < 100 μg/d bzw. eine freie Kupferkonzentration im Serum von < 10 μg/dl angestrebt.

Bei Erreichen dieser Werte Beginn mit **lebenslanger Erhaltungstherapie** mit **200–300 mg p.o. tid.**

Tabelle 8.1. Therapieschema zur Behandlung des M. Wilson

Präparat	Empfohlener Einsatz		Dosierung (p.o.)	Therapie- kontrolle	
	Initialtherapie	Erhaltungs- therapie			
D-Penicillamin	Ja	Ja	300–800 mg tid	NCP-Kupfer	Kupfer i.U.
Trientine	Ja	Ja	400–900 mg tid	NCP-Kupfer	Kupfer i.U.
Zinksulfat[a]	Nein	Ja	50 mg tid, ele- mentares Zink	NCP-Kupfer	Kupfer i.U. Zink i.U.
Zinkacetat[a]	Nein	Ja	50 mg tid, ele- mentares Zink	NCP-Kupfer	Kupfer i.U. Zink i.U.

[a] In Einzelfällen kann der Einsatz von Zinkpräparaten im Rahmen der Initialtherapie (z.B. nach der Diagnose- stellung bei asymptomatischen Patienten) erwogen werden.

Unter Therapie ist eine signifikante Besserung der Symptome erst nach 6 Monaten, eine ausgeglichene Kupferstoffwechselbilanz erst nach 12–18 Monaten zu erwarten.

Zu Therapiebeginn kann bei 25% der mit D-Penicillamin behandelten Patienten durch eine inadäquat hohe Kupfermobilisation eine Verschlechterung oder die Erstmanifestation neurologischer Symptome beobachtet werden. Diese sind in den meisten Fällen binnen weniger Monate reversibel.

Nebenwirkungen werden unter D-Penicillamin bei bis zu 80% der Patienten beobachtet und zwingen in 20–30% der Fälle zum Absetzen der Substanz. Bei 20–30% der Patienten kommt es in den ersten 1–3 Wochen nach Beginn der Therapie zum Auftreten einer Hypersensitivitätsreaktion mit Fieber, Exanthem, Lymphadenopathie und Neutro- oder Thrombozytopenie. Diese frühe Überempfindlichkeitsreaktion sollte zur sofortigen Unterbrechung der Therapie führen, welche nach Rückbildung der Symptome unter Kortikosteroidschutz, z. B. 30–40 mg Prednison, und langsamer Steigerung der täglichen Dosis wieder aufgenommen werden kann. Besser ist in dieser Situation allerdings ein Wechsel auf Trientine.

Weitere häufige Nebenwirkungen sind Autoimmunphänomene, z. B. an der Niere mit Proteinurie und nephrotischem Syndrom, Auftreten antinukleärer Antikörper, vermehrte Keloidbildung, erhöhte Hautfragilität und schwerwiegende Hauterkrankungen wie Elastosis perforans serpiginosa oder Pemphigoid, polyarthritische Beschwerden, Goodpasture-Syndrom, systemischer Lupus erythematodes, Myasthenie, Optikusneuritis und Knochenmarkdepression. Diese Symptome zwingen zum Absetzen der Therapie und sind auch der Grund, weshalb **D-Penicillamin nicht mehr Mittel der ersten Wahl** sein sollte.

Trientine

Wie D-Penicillamin fördert auch Trientine (nur über internationale Apotheke zu erhalten; Lagerung bei 4 °C) die renale Kupferausscheidung. Es gilt heute als **Chelatbildner der ersten Wahl**.

Die **initiale Dosis** liegt zwischen **400–900 mg p.o. tid**. Applikation und Kontrolle des Therapieerfolges erfolgt wie unter D-Penicillamintherapie.
Die **Erhaltungstherapie** wird mit **250 mg p.o. tid–qid** durchgeführt.

Nebenwirkungen dieses Präparates wurden bisher selten beschrieben. Verschlechterungen des neurologischen Bildes nach Beginn der Therapie können auftreten, aber wesentlich seltener als unter D-Penicillamin. Über das gelegentliche Auftreten einer Eisenmangelanämie, einer reversiblen sideroblastischen Anämie nach langjähriger Therapie, einer hämorrhagischen Gastritis, von Geschmacksverlust und Hautausschlägen wurde berichtet.

Häufig sind unter einer Therapie mit Trientine D-Penicillamin-induzierte Nebenwirkungen, mit Ausnahme einer Elastosis perforans serpiginosa und eines systemischen Lupus erythematodes, rückläufig.

Zink

Zink wird im Rahmen der Erhaltungstherapie zur **Reduktion der enteralen Kupferresorption** eingesetzt. Es fördert in den mukosalen Zellen des Gastrointestinaltrakts die Bildung von Metallothionein, welches resorbiertes Kupfer in den Intestinalzellen bindet, und die Abgabe ins Blut erschwert. Mit der natürlichen Abschilferung der intestinalen Epithelien wird das hier gebundene Kupfer über den Stuhl ausgeschieden. Die Synthese von hepatischem Metallothionein wird ebenfalls induziert, wodurch Kupfer in untoxischer Form gespeichert werden kann.

Elementares Zink wird als Zinksulfat, -acetat oder -aspartat **50 mg p.o. tid**, 1 h vor oder 2 h nach den Mahlzeiten, eingenommen.

Bei 10% der Patienten, insbesondere bei solchen, die mit Zink-sulfatverbindungen therapiert werden, treten dyspeptische Beschwerden auf. Diese lassen sich durch die Anwendung von Zinkacetatpräparaten vermeiden. Laborchemisch kann es bei den Patienten zu einer asymptomatischen Erhöhung der alkalischen Phosphatase, Amylase und Lipase kommen sowie zu einer Reduktion des Cholesterinspiegels i. S. um 10%.

> Bei Patienten mit überwiegend hepatischer Manifestation des M. Wilson kann bereits im Rahmen der Initialtherapie Zink in Kombination mit Trientine in der beschriebenen Dosierung verabreicht werden.

Beide **Medikamente müssen jedoch in einem Abstand von 2 h voneinander eingenommen werden,** da ansonsten ein Wirkverlust eintreten kann. Durch diese initiale Kombinationstherapie wird eine raschere Rückbildung von Symptomen erreicht. Die Umstellung auf eine Erhaltungstherapie mit Zink ist in der Regel nach 6-monatiger Kombinationstherapie möglich. Die Therapiekontrolle erfolgt wie bei der Therapie mit einem Chelatbildner.

Auch **schwangere Patientinnen** sollten die kupferentspeichernde Therapie nicht unterbrechen. Eine Teratogenität der Kupferchelatbildner oder von Zink ist beim Menschen bisher nicht nachgewiesen.

> Zink kann während der Schwangerschaft in der gleichen Dosierung wie zuvor weitergegeben werden; die Dosis der Chelatbildner wird um ca. 50% reduziert.

Diät

Eine kupferarme Diät spielt bei der heutigen Therapie keine signifikante Rolle. Dennoch sollten Nahrungsmittel mit hohem Kupfergehalt wie Schokolade, Kakao, Rosinen, Nüsse, Bohnen,

Pflaumen, getrocknete Erbsen, Krustentiere und Innereien vermieden werden. Die Zubereitung von Speisen in kupferfreien Gefäßen ist empfehlenswert.

Lebertransplantation

Durch die Lebertransplantation wird der metabolische Defekt der Wilson-Erkrankung behoben und eine kupferentspeichernde Therapie erübrigt sich.

Die Indikation zur Transplantation ist gegeben bei fulminantem Leberversagen sowie im Endstadium einer dekompensierten Leberzirrhose. Die Lebertransplantation bei Patienten mit M. Wilson zeigt gute Erfolge mit **1-Jahresüberlebensraten bis zu 90%**. Die typischen Symptome des M. Wilson sind in der Regel rückläufig. Möglicherweise bessern sich durch die Lebertransplantation auch die neurologischen Symptome.

8.3 a_1-Antitrypsinmangel

Eine kausale Therapie des Leberschadens bei a_1-Antitrypsinmangel steht nicht zur Verfügung.

Die Substitution des a_1-Antitrypsins durch eine **somatische Gentherapie** ist (noch) nicht verfügbar. Neuere Formen der Gentherapie, wie Reparatur von mRNA durch Ribozyme oder chimäre RNA/DNA-Oligonukleotide sind theoretisch interessante Behandlungsstrategien, da sie im Erfolgsfalle die Synthese des a_1-ATZ-Proteins und dessen Retention im endoplasmatischen Retikulum verhindern würden. Ihr praktischer Einsatz ist noch nicht absehbar.

Auch der Einsatz sog. »**chemischer Chaperone**«, die zelluläre Fehlablagerungen oder pathologische Faltungen zellulärer Proteine verhindern bzw. rückgängig machen, hat trotz ermutigender experimenteller Ergebnisse beim Menschen enttäuscht.

Im Stadium der fortgeschrittenen Leberzirrhose ist die **orthotope Lebertransplantation** die Therapie der Wahl. Derzeit stehen weder klinische noch laborchemische Parameter zur Verfügung, die im individuellen Fall eine Prognoseabschätzung der Leberschädigung erlaubten, so dass der optimale Zeitpunkt für eine Lebertransplantation eher von der klinischen Gesamtsituation als von einzelnen laborchemischen oder histologischen Parametern abhängig gemacht werden sollte.

8.4   Porphyrien[3]

Porphyrien sind eine heterogene Gruppe von Stoffwechselkrankheiten, denen verschiedene Gendefekte der Enzyme entlang der Hämbiosynthese zugrunde liegen. Klinisch wird zwischen akuten und nichtakuten unterschieden, pathogenetisch zwischen hepatischen und erythropoetischen (◨ Tabelle 8.2).

Akute hepatische Porphyrien

Allgemeine Behandlungsstrategien umfassen das **Absetzen porphyrinogener Medikamente** (▶ s. Übersicht am Ende des Abschnitts), intensivmedizinische Überwachung, Schmerztherapie, Glukoseinfusionen und Elektrolytausgleich.

In der nachfolgenden Übersicht sind die wichtigsten Therapiemaßnahmen beim akuten Porphyrie-Syndrom zusammengefasst.

---

[3] Diesem Abschnitt liegt der Beitrag von Doss et al. (2003) zugrunde.

◻ **Tabelle 8.2.** Verschiedene Porphyrieformen und Prävalenz des Gendefektes bei erythropoetischen und hepatischen Porphyrien

Porphyrien	Prävalenz
Erythropoetische Porphyrien	
Kongenitale erythropoetische Porphyrien	Ca. 200 Fälle sind bekannt
Erythropoetische (-hepatische) Protoporphyrie	1:100000
Hepatische Porphyrien	
Akute hepatische Porphyrien	
Akute intermittierende Porphyrie	5–10:100000
Porphyria variegata	1:100000
Hereditäre Koproporphyrie	1:100000
δ-Aminolävulinsäure-Dehydratase-Defekt-Porphyrie[a]	nur 4 Patienten sind bekannt
Chronische hepatische Porphyrien	
Porphyria cutanea tarda	20–50:100000

[a] Synonym: Porphobilinogen-Synthase-Defekt-Porphyrie, Doss Porphyrie.

Therapiemaßnahmen bei akutem Porphyrie-Syndrom

- Absetzen aller porphyrinogener Medikamente
- Intensivmedizinische Überwachung
- Bei Atemlähmung: Intubation und Beatmung
- Glukose- und/oder Fruktoseinfusionen (insgesamt 400–500 g/24 h, ca. 2 l einer 20%-igen Lösung oder 1 l einer 40%-igen Lösung)
- Hämin (Hämarginat) 3 mg/kgKG i.v. in ca. 15 min alle 12 h über 3–5 Tage

- Elektrolytkontrolle und -ausgleich
- Säure-Basen-Kontrolle und -Ausgleich
- Diurese kontrollieren und ggf. forcieren
  (z. B. Etacrynsäure)
- Bei Schmerzen Acetylsalicylsäure und Morphinderivate und Opiate
- Bei Tachykardie und Hypertonie Propranolol
  (50–200 mg/24 h) oder Atenolol oder Labetalol
- Bei Unruhe oder Brechreiz Chlorpromazin (25–50 mg
  p.o. qd–bid) und Ondansetron (4–8 mg p.o. qd–bid
  oder 0,15 mg/kgKG als i.v.-Kurzinfusion)
- Bei epileptiformen Krämpfen Clonazepam 1–2 mg/d
  oder Diazepam 5–15 mg/d, Prednisolon 100 mg i.v. in
  abfallender Dosierung über 5–7 Tage, Korrektur der
  Hyponatriämie
- Bei Paresen sofort mit physiotherapeutischen Maßnahmen beginnen
- Bei Ileussymptomatik Neostigmin (0,25–1 mg i.m.)
- Bei Infektionen Penicillin, Amoxicillin, Gentamycin,
  Tetracyclin, Rifampicin
- Kontrolle des Porphyrinstoffwechsels anhand der
  Metabolitenprofile (ALA und Porphobilinogen) in
  Urin und Stuhl

Da die Ausscheidung der beiden Porphyrinvorläufer die Aktivität des Porphyrieprozesses im Urin reflektiert, sind therapeutische Maßnahmen so lange fortzusetzen, bis eine weitestgehende Verminderung der Ausscheidung der Porphyrinvorläufer und der Porphyrine eingetreten ist.

Zur weiteren Stabilisierung der Porphyrinbiosynthese wird eine **kohlenhydrat- und proteinreiche Diät** empfohlen, die < 50 g Fett/d enthält.

Bei Frauen mit zyklisch repetierenden Porphyriekrisen kann eine Behandlung mit niedrig-dosierten hormonalen oralen Kontrazeptiva versucht werden unter strenger Kontrolle der Ausscheidung der Porphyrinvorläufer und Porphyrine im Urin, ehe eine Behandlung mit LH-RH-Agonisten in Betracht gezogen werden soll.

Bei Auftreten von Infektionen oder anderen Erkrankungen sollten die Porphyrinvorläufer δ-Aminolävulinsäure und Porphobilinogen und die Porphyrine im Urin sofort untersucht werden, um eine erneute Porphyriemanifestation in der prä-symptomatischen Phase metabolisch rechtzeitig zu erkennen und wirksam zu behandeln.

Porphyria cutanea tarda (PCT)

Bei den meisten Patienten tritt bereits eine klinische Besserung mit Rückgang des Porphyrieprozesses ein, wenn auslösende Faktoren wie Alkohol und Östrogene, insbesondere hormonale orale Kontrazeptiva bei jungen Frauen, gemieden werden.

Ziel der Therapie ist die Elimination der Porphyrine aus der Leber und anderen Organen und die Induktion der kompletten klinischen Remission.

Aderlässe und niedrig dosiertes Chloroquin (s. unten) sind die Behandlungsmethoden der Wahl.

Aderlässe

Die durch Aderlässe erzielte Eisenentspeicherung fördert die Aktivität von Enzymen des Porphyrinstoffwechsels und die Oxidation von Porphyrinogenen zu Porphyrinen in der Leber.

Beginn mit einem Aderlass von **450–500 ml alle 1–2 Wochen** bis zum Erreichen subnormaler Serumferritinwerte < 50 (10–20) ng/ml.

Hierunter normalisieren sich meist auch die Porphyrinwerte im Serum.

Unter der Aderlasstherapie ist darauf zu achten, dass die Hb-Spiegel nicht unter 10–11 g/dl fallen. Bei älteren Menschen und Patienten mit Herz-Kreislauf-Erkrankungen sollten die Hb-Spiegel >11 g/dl liegen. **Bei aderlassbedingter Anämie keine Eisensubstitution,** da diese ein Porphyrie-Rezidiv auslösen kann.

Nach Erreichen der Remission sind in der Regel keine weiteren Aderlässe erforderlich, auch wenn die Serumferritinwerte wieder zur Norm ansteigen.

> Bei erneutem Anstieg der Porphyrinwerte i.S. sollte mit den Aderlässen wieder begonnen werden.

Sind Aderlässe nicht möglich, kann alternativ der Einsatz von **Deferoxamin** (▶ s. Abschn. 8.1) erwogen werden.

Medikamentöse Therapie

Niedrig dosiertes Chloroquin, 125–250 mg p.o. biw oder 80 mg p.o. q2d × 4–12 Monate ist hoch wirksam und eine valide Alternative zu Aderlässen.

> **Cave:** normale Chloroquindosen, z.B. 200 mg p.o. qd führen bei PCT-Patienten zu schweren akuten Leberschäden.

Bei nicht allzu stark ausgeprägter Eisenspeicherung (Serumferritin, Leberhistologie) und bei einer Porphyrinausscheidung im Urin von < 10 mg/24 h ist an manchen Zentren Chloroquin die Therapie der ersten Wahl.

> Die Behandlung wird beendet, wenn sich die Porphyrinausscheidung in einem subklinischen Bereich < 0,3 mg/24 h stabilisiert hat.

Eine völlige Normalisierung der Porphyrinurie tritt selten ein und kann auch bei der genetisch disponierten Form nicht erwartet werden.

Eine gering- bis mäßiggradig erhöhte Porphyrinurie hat keinen klinischen Krankheitswert.

Erythropoetische Protoporphyrie (EPP)

Die Lichtempfindlichkeit wird mit **Betacaroten 120–180 mg p.o. qd** (in Einzelfällen können Dosen bis zu 300 mg p.o. qd erforderlich sein) behandelt.

Wird die EPP durch eine Splenomegalie und Hämolyse kompliziert, kann eine **Splenektomie** erforderlich werden.

Cholestyramin, Vitamin E und **Gallensäuren** werden zur Behandlung der Protoporphyrie-induzierten Lebererkrankung eingesetzt. Cholestyramin unterbricht den intrahepatischen Kreislauf von Protoporphyrin, Ursodeoxycholsäure soll die Elimination von Protoporphyrin aus der Leber fördern. Allerdings ist ein klinischer Behandlungserfolg offensichtlich nur im Frühstadium des hepatobiliären Prozesses zu erzielen. Eine solide Evidenz für den Einsatz dieser Substanzen fehlt.

Bei Leberzirrhose mit Ikterus, exzessiver Protoporphyrinämie und erheblich eingeschränkter Clearance des Protoporphyrins aus der Leber ist eine **Lebertransplantation** indiziert.

Kongenitale erythropoetische Porphyrie (Morbus Günther)

Die therapeutischen Möglichkeiten sind unbefriedigend. **Lichtschutz, Bluttransfusionen** bei schwerer Anämie und eine **Splenektomie** kommen in Betracht. In Einzelfällen ist die homologe **Knochenmarktransplantation** hilfreich.

Auswahl zu vermeidender porphyrinogener Arznei- und Fremdstoffe bei akuten hepatischen Porphyrien

- Alizaprid
- Alkohol
- Allopurinol
- Alprazolam
- Ambroxol
- Aminogluthetimid
- Amiodaron
- Amisulprid
- Androgene
- Baclofen
- Barbiturate
- Benzbromaron
- Betahistin
- Biperiden
- Bisoprolol
- Bromocriptin
- Bupivacain
- Buspiron
- Captopril
- Carbamazepin
- Cefaclor
- Cefuroxim
- Chinidin
- Chinin
- Chloramphenicol
- Chlordiazepoxid
- Chloroquin
- Clindamycin
- Clomethiazol
- Clomifen
- Clonidin
- Clopidogrel
- Cotrimoxazol
- Cyclophosphamid
- Cyproteron

▼

- Danazol
- Dapson
- Dextropropoxyphen
- Diazepam
- Diclofenac
- Dihydralazin
- Dimenhydrinat
- Disopyramid
- Doxepin
- Enalapril
- Enfluran
- Ergotderivate
- Erythromycin
- Estrogene
- Ethosuximid
- Etomidat
- Famotidin
- Fenofibrat
- Fluconazol
- Flunarizin
- Fluvastatin
- Fluvoxamin
- Gabapentin
- Gemfibrozil
- Gestagene
- Glibenclamid
- Gliquidon
- Griseofulvin
- Halofantrin
- Halothan
- Hydralazin
- Hydroxyzin
- Ibuprofen
- Ifosfamid

▼

- Indometacin
- Irbesartan
- Isoniazid
- Isradipin
- Ketamin
- Ketoconazol
- Kontrazeptiva, orale
- Lidocain
- Lincomycin
- Loprazolam
- Mebeverin
- Medroxyprogesteron
- Mefenaminsäure
- Mefloquin
- Mephenesin
- Mepivacain
- Meprobamat
- Metamizol
- Methyldopa
- Metoclopramid
- Metronidazol
- Mexiletin
- Mianserin
- Miconazol
- Mifepriston
- Minoxidil
- Nalidixinsäure
- Naratriptan
- Nifedipin
- Nitrazepam
- Nitrendipin
- Nitrofurantoin
- Nizatidin
- Nordazepam
▼

- Oxybutinin
- Östrogene
- Pentamidin
- Pentazocin
- Pentoxyfyllin
- Phenazon
- Phenobarbital
- Phenylbutazon
- Phenytoin
- Pipamperon
- Pipemidsäure
- Piroxicam
- Pravastatin
- Pribedil
- Primidon
- Probenecid
- Progesteron
- Proguanil
- Propafenon
- Pyrazolon-Derivate
- Quinapril
- Ramipril
- Ranitidin
- Ropivacain
- Roxithromycin
- Sertralin
- Simvastatin
- Sotalol
- Spironolacton
- Sulfasalazin
- Sulfonamide
- Sulpirid
- Sumatriptan
- Tamoxiphen

- Temazepam
- Terbinafin
- Tetrazepam
- Theophyllin
- Thiopental
- Thioridazin
- Ticlopidin
- Tilidin
- Tinidazol
- Tolbutamid
- Tramadol
- Trazodon
- Triazolam
- Trimipramin
- Urapidil
- Valproinsäure
- Zolpidem

8.5   Mukoviszidose

Eine kausale Therapie der zystischen Fibrose steht nicht zur
Verfügung. Wünschenswert wäre der Transfer des normalen
CFTR-Gens in epitheliale Zellen.

⚠ **Ursodeoxycholsäure 10 mg/kgKG p.o. bid** kann die Cholestaseparameter günstig beeinflussen.

Eine Evidenz für den routinemäßigen Einsatz der UDC bei Mukoviszidose ist aber nicht gegeben. Ihr Einfluss auf die Lang-
zeitprognose ist nicht belegt.

Im Stadium der fortgeschrittenen Zirrhose verbleibt als einzige therapeutische Option die **Lebertransplantation**, wobei die
gleichzeitige pulmonale Insuffizienz das Vorgehen erschwert.

Durchblutungsstörungen

Durchblutungsstörungen der Leber manifestieren sich als Zufluss-, Durchfluss- oder Abflussstörungen, wobei eine scharfe Trennung oft nicht möglich ist. Sie können Ausdruck eigenständiger oder im Rahmen anderer pathologischer Prozesse die Lebergefäße sekundär betreffender Erkrankungen sein.

Die strukturellen und funktionellen Auswirkungen auf die Leber sind variabel und hängen von den betroffenen Gefäßen, dem Zustand der kollateralen Blutversorgung und von der Geschwindigkeit der Entwicklung der Zirkulationsstörung ab.

9.1 Pfortaderthrombose

Thrombosen der Pfortader entwickeln sich auf dem Boden von Endothelschäden, die alleine oder in Kombination mit einer Hyperkoagulabilität und einem verlangsamten Blutfluss auftreten können. In ◼ Tabelle 9.1 sind die wichtigsten Ursachen der Pfortaderthrombose aufgeführt. Die Leberzirrhose ist mit 25–30% die häufigste Erkrankung, mit der eine Pfortaderthrombose assoziiert ist.

Bei Entwicklung einer Pfortaderthrombose im Rahmen einer Leberzirrhose ist immer ein hepatozelluläres Karzinom auszuschließen.

Die Diagnose der Pfortaderthrombose erfolgt sonographisch, computertomographisch oder mittels Magnetresonanzangiographie.

◻ Tabelle 9.1. Ursachen der Pfortaderthrombose

Ursache	Krankheit
Prähepatisch	Pylephlebitis
	Kompression der Vena portae (Tumoren, Lymphknoten)
Intrahepatisch	Leberzirrhose
	Raumfordernde Läsionen in der Leber
	Hepatozelluläres Karzinom
	Granulome, Abszesse, Zysten
	Noduläre Transformation
	Nodulär regenerative Hyperplasie
	Veno-okklusive Erkrankung
	Pylephlebitis
	Kongenitale Leberfibrose
Posthepatisch	Rechtsherzinsuffizienz
	Pericarditis constrictiva
	Tumoren des rechten Vorhofs
	Verlegungen der Vena cava inferior (oberhalb der Einmündung der Lebervenen)
	Verschluss der Lebervenen
Hyperkoagu-labilität	Protein-C- und -S-Mangel
	Antiphospholipid-Syndrom (Lupusantikoagulans)
	Faktor-V-Leiden-Mutation
	Faktor-II-G20210A-Mutation
	Myeloproliferative Erkrankungen
	Polycythaemia vera
	Essentielle Thrombozytämie
	Paroxysmale nächtliche Hämoglobinurie
	Orale Kontrazeptiva
Verschiedenes	Sichelzellanämie
	Lebertransplantation
	Portosystemische Shuntanlage
	Maligne Tumoren
	Posttraumatisch
	Strahlenschäden
	Zytostatika
	Arsenintoxikation
	Hyperhomocysteinämie
Idiopathisch	

Gesicherte Daten zur Therapie der Pfortaderthrombose existieren gegenwärtig nicht. Bei der akuten Thrombose kann ein Versuch mit Thrombolytika unternommen werden. Möglicherweise trägt die intravenöse und die sich anschließende orale Antikoagulation zur Rekanalisation der Pfortaderthrombose bei. Vor dem Hintergrund häufig vorbestehender Lebererkrankungen und den Zeichen der portalen Hypertension ist jede thrombolytische und Antikoagulanzientherapie sorgfältig abzuwägen.

9.2 Budd-Chiari-Syndrom

Streng genommen versteht man unter dem Budd-Chiari-Syndrom (BCS) die durch Verschluss der Lebervenen und/oder der suprahepatischen V. cava inferior verursachte Lebererkrankung. Der Begriff wird heute vielfach lose auf die meisten Formen venöser hepatischer Abflussstörungen, unabhängig von ihrer Ursache oder der Ebene der Gefäßobstruktion, angewandt.

Die Thrombose ist die häufigste Ursache des Verschlusses der großen Lebervenen. Meist tritt das BCS im Gefolge von myeloproliferativen Erkrankungen und hyperkoagulablen Zuständen auf.

Die Diagnose kann mittels gepulster Doppler-Sonographie, Computertomographie und v. a. der MRT-Angiographie gestellt werden.

Die therapeutischen Möglichkeiten sind sehr begrenzt. Die medikamentöse Therapie mit Diuretika, Antikoagulanzien oder Thrombolytika ist unbefriedigend.

Die effektivste Behandlung besteht in der Dekompression der Leber durch portosystemische Shunts oder in der angioplastischen oder chirurgischen Beseitigung venöser Membranen.

Bei fulminantem BCS oder im Endstadium der Erkrankung stellt die Lebertransplantation eine therapeutische Option dar.

Zystische Lebererkrankungen

Leberzysten sind angeborene oder erworbene flüssigkeitsgefüllte Hohlräume in der Leber. Die Prävalenz von Leberzysten in der Bevölkerung beträgt ca. 5%. Kongenitale Leberzysten treten zu 95% solitär, meist im rechten Leberlappen auf. Eine Zystenleber ist in der Hälfte der Fälle mit Zystennieren assoziiert.

Eine **ätiologische Einteilung** vermittelt ◘ Tabelle 10.1.

In der Regel haben dysontogenetische Zysten im Hinblick auf die Leberfunktion oder quoad vitam keinerlei prognostische Bedeutung.

> Bei Zystenleber und gleichzeitigen Zystennieren wird die Prognose maßgeblich durch die Einschränkung der Nierenfunktion bestimmt.

Große symptomatische (Druck- und Völlegefühl) Zysten können sonographisch gesteuert perkutan **punktiert und entlastet** werden. Ohne weitere Maßnahmen laufen sie jedoch regelmäßig wieder nach. Ein Verödungsversuch nichtbiliärer und nichtparasitärer Zysten mit Instillation von z. B. Alkohol oder hypertoner Kochsalzlösung ist daher zu erwägen. Hierbei kann es zu schmerzhaften Irritationen kommen.

Chirurgische Zysteneröffnungen oder Leberteilresektionen sind kaum je erforderlich.

Bei Patienten mit kongenitalen fibropolyzystischen Erkrankungen ist die Lebertransplantation zu erwägen.

◘ Tabelle 10.1. Ätiologische Einteilung zystischer Lebererkrankungen

Ursache	Krankheit
Kongenital (dysontogenetisch)	*Primär parenchymatös*
	Solitär
	Multipel
	Polyzystische Erkrankung (Zystenleber)
	Primär duktal
	Solitäre Gallengangzyste
	Multiple zystische Erweiterungen der intrahepatischen Gallengänge
Erworben	*Posttraumatisch*
	Entzündlich-infektiös [a]
	Biliäre Retentionszyste bei Gallengang-obstruktion
	Echinokokken
	unilokulär (Echinococcus granulosus)
	multilokulär (Echinococcus alveolaris)
	Neoplastisch
	Dermoid
	Muzinöses Zystadenom/Zystadeno-karzinom
	Regressiv veränderte primäre oder sekundäre Tumoren

[a] Gelegentlich können pyogene und Amöbenabszesse oder eine Peliosis hepatis zystisch imponieren.

Neoplastische Lebererkrankungen

Eine Vielzahl benigner und maligner Tumoren und tumorartiger Läsionen können in der Leber auftreten (■ Tabelle 11.1). Die häufigsten gutartigen hepatischen Raumforderungen sind Zysten, Hämangiome, Adenome und fokal noduläre Hyperplasien. Die häufigsten malignen Läsionen sind Metastasen, das hepatozelluläre und das cholangiozelluläre Karzinom.

11.1 Hepatozelluläres Adenom

Das Leberzelladenom (LZA) ist ein benigner, aus hepatozytenähnlichen Zellen aufgebauter Tumor. Das LZA wird nahezu ausschließlich bei Frauen im gebärfähigen Alter, zwischen dem 15. und 45. Lebensjahr, gesehen. Die langjährige Einnahme oraler Kontrazeptiva steigert die LZA-Inzidenz.

Während der Schwangerschaft können LZA größer werden und rupturieren. Nach Absetzen von Kontrazeptiva und Anabolika können sie sich verkleinern. Eine seltene Komplikation ist die systemische Amyloidose.

Aufgrund der Gefahr der Ruptur, Hämorrhagie und der malignen Transformation (extrem selten) ist die **operative Resektion** indiziert. Bei nicht resezierbaren LZA ist die arterielle **Chemoembolisation** oder, in sehr seltenen Fällen, die orthotope **Lebertransplantation** zu diskutieren.

◨ **Tabelle 11.1.** Einteilung primärer Lebertumoren

	Benigne	Maligne
Epitheliale Tumoren	Hepatozelluläres Adenom	Hepatozelluläres Karzinom (HCC)
	Biliäres Adenom	Fibrolamelläres Karzinom
	Biliäres Zystadenom	Hepatoblastom
	Biliäre Papillomatose	Cholangiozelluläres Karzinom (CCC)
		Kombiniertes HCC/ CCC
		Biliäres Zystadeno-karzinom
		Plattenepithelkarzinom
Nicht epitheliale Tumoren	Hämangiom	Angiosarkom
	Lymphangiom/ Lymphangiomatose	Epitheloides Hämangioendotheliom
	Angiomyolipom	Lymphom
	Myelolipom	Embryonales Sarkom
	Infantiles Hämangioendotheliom	Rhabdomyosarkom
	Leiomyom	Leiomyosarkom
		Malignes fibröses Histiozytom
		Malignes Schwannom
Tumorartige Läsionen	Hamartome	
	Mesenchymales Hamartom	
	Biliäres Hamartom	
	Zysten	
	Fokal noduläre Hyperplasie	
	Nodulär regenerative Hyperplasie	
	Peliosis hepatis	
	Entzündlicher Pseudotumor	

◻ **Tabelle 11.1** (Fortsetzung)

Benigne	Maligne
Fokale Steatose Kompensatorische lobuläre Hyperplasie Postnekrotische regeneratorische Knoten Hereditäre hämorrhagische Teleangiektasie	

11.2 Nodulär regenerative Hyperplasie

Die nodulär regenerative Hyperplasie (NRH) ist ein hyperplastisch-regeneratorischer und kein neoplastischer Vorgang. Die NRH ist durch zahlreiche, in der Regel 1–3 mm große, nicht von Bindegewebe umgebene Hepatozytenknötchen, die das benachbarte Parenchym komprimieren, gekennzeichnet. Der Prozess durchsetzt gewöhnlich diffus das gesamte Organ, kann aber auch auf umschriebene Bereiche der Leber begrenzt sein.

Eine **Therapie der diffusen NRH steht nicht zur Verfügung.** Falls vorhanden, werden die Folgen der portalen Hypertension behandelt. In Einzelfällen, insbesondere bei der partiellen nodulären Transformation, können besonders große Knoten, wenn sie Beschwerden verursachen, chirurgisch entfernt werden, oder ein portokavaler Shunt kann erforderlich sein.

11.3 Fokal noduläre Hyperplasie

Die fokal noduläre Hyperplasie (FNH) ist eine aus hyperplastischen Hepatozyten aufgebaute tumorähnliche Läsion mit einer zentralen, sternförmigen Fibrose, von der radiär gefäßhaltige Bindegewebesepten ausstrahlen.

Sie kommt in allen Altersstufen, bevorzugt zwischen dem 20. und 50. Lebensjahr, vor. Ihre Inzidenz ist etwa doppelt so hoch wie die des Leberzelladenoms. Frauen sind 3- bis 4-mal häufiger als Männer betroffen. Eine maligne Entartung wird nicht beobachtet.

Kleine oder tief in der Leber eingebettete Läsionen können unter regelmäßigen Verlaufsbeobachtungen belassen werden. Große, symptomatische FNH sollten **operativ entfernt** oder **arteriell embolisiert** werden.

11.4 Gallengangadenom

Gallengangadenome sind meist einzeln stehende, <1 cm im Durchmesser große, weißliche, derbe subkapsuläre Knoten aus proliferierten Gallengängen.

Sie werden meist zufällig bei einer Laparoskopie oder bei abdominalchirurgischen Eingriffen entdeckt und besitzen **keinen eigenständigen Krankheitswert.**

11.5 Biliäres Zystadenom

Das biliäre Zystadenom, auch als hepatobiliäres Zystadenom mit mesenchymalem Stroma bezeichnet, ist ein sehr seltener benigner Tumor, der vermutlich aus ektopischem, embryonalem Gewebe entsteht und bei Diagnosestellung meist sehr groß, zwischen 25 und 30 cm im Durchmesser, ist.

Mit 96% sind nahezu ausschließlich Frauen aller Altersstufen betroffen.

Die Therapie besteht in der **operativen Tumorresektion.**

11.6 Biliäre Papillomatose

Die biliäre Papillomatose ist eine sehr seltene Erkrankung mit papillären Epithelproliferaten entlang polypoider fibrovaskulärer Strukturen in den intra- und extrahepatischen Gallengängen. Frauen sind etwas häufiger als Männer betroffen. Trotz benigner Histologie verläuft die Krankheit progredient und schreitet meist zum Tod im Rahmen einer Sepsis oder eines Leberversagens voran.

Die **Therapie** gestaltet sich sehr schwierig. Antibiotische Behandlungen der Cholangitiden vermögen nicht den Verlauf aufzuhalten. Umschriebene Formen, die allerdings selten sind, können erfolgreich **reseziert** werden. Ermutigend sind neue Ergebnisse der **intraluminalen Bestrahlung** mit ^{192}Iridium und der orthotopen **Lebertransplantation.**

11.7   Hämangiom

Das Hämangiom geht von den Blutgefäßen aus und ist der häufigste gutartige Tumor der Leber. Er kommt in allen Altersklassen vor und betrifft beide Geschlechter gleich häufig.

Die meisten Hämangiome **bedürfen keiner Therapie.** Bei Komplikationen oder Riesenhämangiomen stehen die **arterielle Embolisation** oder die **Resektion** zur Verfügung. Die Resektion großer, im Hilus gelegener Hämangiome ist operationstechnisch sehr schwierig und kann gelegentlich nicht möglich sein.

11.8   Infantiles Hämangioendotheliom

Sehr seltener, gutartiger vaskulärer Tumor, der bei Kindern, meist innerhalb der ersten 6 Lebensmonate auftritt, bei Mädchen doppelt so häufig wie bei Jungen. Spontane Tumorregressionen sind beschrieben.

Die **operative Resektion** ist technisch meist sehr schwierig. Alternativ kann ein Versuch mit **Ligatur oder Embolisation der A. hepatica** unternommen werden.

11.9   Hepatozelluläres Karzinom

Das hepatozelluläre Karzinom (HCC) ist ein von Hepatozyten ausgehender bösartiger epithelialer Tumor.

Das HCC gehört weltweit zu den häufigsten malignen Tumoren mit jährlich mindestens 1 Mio. Neuerkrankungen. In Gebieten mit hoher Inzidenz (>20 Neuerkrankungen/10^5 Einwohner/Jahr)
▼

entfallen 20–40% aller malignen Tumoren auf das HCC. **Hauptrisikofaktor für die Entstehung eines HCC ist die Leberzirrhose.**

Die kumulative HCC-Inzidenz bei Patienten mit Leberzirrhose beträgt nach 5 Jahren 15–20% und nach 10 Jahren 45%.

Die mediane **Überlebenszeit nach Diagnosestellung beträgt etwa 6–20 Monate.**

Die Prognose des HCC hängt von der Schwere der zugrundeliegenden Lebererkrankung und vom Tumorstadium bei Diagnosestellung ab. Die am häufigsten benutzten Staging-Systeme sind das **TNM-** und **Okuda-System** sowie neuerdings das **CLIP-Punktesystem** (◘ Tabelle 11.2 bis 11.4).

Die Wahrscheinlichkeit, nach Resektion eines HCC 3 Jahre zu überleben, beträgt im TNM-Stadium I 83%, im Stadium II 70–75%, im Stadium III 45–50% und im Stadium IVa (ohne Metastasen) 10–25%.

Die mittleren Überlebenszeiten unbehandelter Patienten betragen im Okuda-Stadium I 8,3 Monate, im Stadium II 2 Monate und im Stadium III 0,7 Monate.

Der CLIP-Score (Cancer of the Liver Italian Program) verbindet Kennzeichen des Tumors mit dem Schweregrad der Zirrhose. Bei 0 CLIP-Punkten beträgt die mediane Überlebenszeit 36 Monate, bei der maximalen Punktzahl 6 sinkt sie auf 3 Monate.

Gut differenzierte, hellzellige und fibrolamelläre Karzinome und Tumoren, die von einer Kapsel begrenzt werden, haben eine bessere Prognose.

Therapie

Die Therapiemöglichkeiten des HCC sind unbefriedigend. Die folgende Übersicht zeigt eine Liste der Verfahren, die zur Therapie des HCC eingesetzt werden.

◘ **Tabelle 11.2.** TNM-Staging-System für das hepatozelluläre Karzinom und das Karzinom der intrahepatischen Gallengänge. (Nach dem American Joint Committee on Cancer Staging Manual, 1997)

(T)	Primärtumor
Tx	Ausbreitung des Primärtumors kann nicht beurteilt werden
T0	Kein Nachweis eines Primärtumors
T1	Solitärer Tumor, Durchmesser ≤2 cm, keine Gefäßinvasion
T2	Solitärer Tumor, Durchmesser ≤2 cm, mit Gefäßinvasion oder multiple Tumoren in einem Leberlappen, keiner >2 cm im Durchmesser, keine Gefäßinvasion oder solitärer Tumor, Durchmesser >2 cm, keine Gefäßinvasion
T3	Solitärer Tumor, Durchmesser >2 cm, mit Gefäßinvasion oder multiple Tumoren in einem Leberlappen, keiner >2 cm im Durchmesser, mit Gefäßinvasion oder multiple Tumoren in einem Leberlappen, auch >2 cm im Durchmesser, mit oder ohne Gefäßinvasion
T4	Multiple Tumoren in beiden Leberlappen oder Tumorbeteiligung eines Hauptstammes der V. portae oder der Lebervenen oder Invasion benachbarter Organe, ausgenommen die Gallenblase oder Perforation des viszeralen Peritoneums
(N)	Regionale Lymphknoten
Nx	Können nicht beurteilt werden
N0	Keine regionalen Lymphknotenmetastasen
N1	Regionale Lymphknotenmetastasen vorhanden
(M)	Fernmetastasen
Mx	Können nicht beurteilt werden
M0	Keine Fernmetastasen
M1	Fernmetastasen vorhanden

◻ **Tabelle 11.2** (Fortsetzung)

Stadien			
Stadium I	T1	N0	M0
Stadium II	T2	N0	M0
Stadium IIIA	T3	N0	M0
Stadium IIIB	T1	N1	M0
	T2	N1	M0
	T3	N1	M0
Stadium IVA	T4	Jedes N	M0
Stadium IVB	Jedes T	Jedes N	M1

◻ **Tabelle 11.3.** Okuda-Staging-System des hepatozellulären Karzinoms [a]

Kriterium	Positiv	Negativ
Tumorgröße [b]	>50%	<50%
Aszites	Klinisch nachweisbar	Klinisch fehlend
Albumin i.S.	<3 g%	>3 g%
Bilirubin i.S.	>3 mg%	<3 mg%

[a] **Stadium I** Kein Kriterium positiv.
Stadium II Ein oder zwei Kriterien positiv.
Stadium III Drei oder vier Kriterien positiv.
[b] Verhältnis aus größter Querschnittsfläche des Tumors zur größten Querschnittsfläche der Leber.

Tabelle 11.4. CLIP-Punktesystem[a]

Variable	Punkte
Child-Pugh-Stadium	
A	0
B	1
C	2
Tumormorphologie	
Uninodulär und Ausdehnung ≤50%	0
Multinodulär und Ausdehnung ≤50%	1
Massiv oder Ausdehnung >50%	2
α_1-Fetoprotein	
<400 ng/ml	0
≥400 ng/ml	1
Pfortaderthrombose	
Nein	0
Ja	1

[a] CLIP Cancer of the Liver Italian Program.

Therapiemöglichkeiten des HCC

- **Operative Verfahren**
  - Partielle Hepatektomie ± (neo)adjuvante Therapien
  - Lebertransplantation
- **Lokal-ablative Therapien**
  - Kryoablation
  - Perkutane Ethanolinjektion (PEI)
  - Radiofrequenzablation (RFA)
  - Laserablation
  - Transarterielle Chemoembolisation (TACE)

- Systemische medikamentöse Therapien
  - Chemo(immun)therapie
  - Hormontherapie
- Radiotherapie

Operative Therapien

Allein die Resektion oder die Lebertransplantation bieten in ausgewählten Fällen einen kurativen Therapieansatz.

Daher lautet nach Diagnosestellung die wichtigste Frage: »Kann der Tumor vollständig reseziert werden?«

Partielle Hepatektomie

Etwa 5–15% der Patienten mit einem HCC kommen für eine Teilhepatektomie in Frage.

Auswahlkriterien für eine Teilhepatektomie sind
- solitäres HCC,
- ≤5 cm im Durchmesser,
- keine Gefäßinvasion,
- keine Metastasen.

Rezidive innerhalb von 5 Jahren nach der Operation werden in 40–70% der Fälle beobachtet, die mittleren 5-Jahresüberlebensraten liegen bei 30%. Bei sorgfältig ausgesuchten Patienten mit kleinen Tumoren (≤3 cm) und guter Leberfunktion werden 5-Jahresüberlebenszeiten von 50–90% berichtet.

Adjuvante Therapien

Chemotherapie. Effektive adjuvante systemische Chemotherapien, die die Rezidivhäufigkeit verringern und das Überleben verlängern, stehen derzeit nicht zur Verfügung.

Postoperative intraarterielle ^{131}**Iod-Lipiodol-Infusion.** Lipiodol ist ein stabiler Fettsäureethylester, der nach intraarterieller Injektion im Tumorgewebe akkumuliert und verbleibt. In Untersuchungen an wenigen Patienten führte diese Therapie zu einer Reduktion der postoperativen Rezidive und Verlängerung der medianen krankheitsfreien Überlebenszeit.

Azyklische Retinoide. Rationale für den Einsatz von azyklischen Retinoiden ist die Beobachtung, dass Polyprensäure im Tierversuch die Hepatokarzinogenese hemmt. In Studien mit kleinen Patientenzahlen (< 100) reduzierte Polyprensäure (600 mg/d) die Rezidivhäufigkeit und verlängerte die Überlebenszeiten.

Interferon-α**.** Möglicherweise sinnvoll bei HCV-assoziiertem HCC. Derzeit liegt nur eine Studie an 30 Patienten vor, die eine Reduktion der postoperativen Rezidivhäufigkeit zeigte.

Vorgehen: IFN-α 6 Mio. IU i.m. qd × 2 Wochen, anschließend 6 Mio. IU i.m. tiw × 14 Wochen, anschließend 6 Mio. IU i.m. biw × 88 Wochen.

Interferon-β**.** Reduktion der Rezidivhäufigkeit in einer Studie an 20 Patienten.

Adoptive Immuntherapie. Die adoptive Immuntherapie mit autologen Interleukin-2- und Anti-CD33-aktivierten Lymphozyten hat an kleinen Patientengruppen ermutigende Ergebnisse erbracht, die jedoch den klinischen Einsatz dieses Verfahrens nicht rechtfertigen.

🛈 Neoadjuvante oder adjuvante Therapien im Rahmen einer potentiell kurativen HCC-Resektion sind nach derzeitiger Datenlage außerhalb kontrollierter Studien nicht angezeigt.

Lebertransplantation

Entscheidend für ein gutes Ergebnis ist die **strikte Beachtung der Auswahlkriterien.**

Für eine Lebertransplantation eignen sich Patienten mit
- uninodulärem Tumor ≤5 cm im Durchmesser,
- nicht mehr als 3 Tumorknoten, keiner >3 cm,
- Fehlen einer Gefäßinvasion sowie von Metastasen.

Unter diesen Voraussetzungen werden heute in erfahrenen Transplantationszentren 1, 5 und 10 Jahre nach Lebertransplantation Überlebensraten von 90, 70 bzw. 60% erreicht.

Adjuvante Therapie

Derzeit ist außerhalb klinischer Studien der postoperative Einsatz adjuvanter Chemotherapien nicht gerechtfertigt.

Neoadjuvante Therapie

Die langen Wartezeiten auf eine Spenderleber rechtfertigen Überlegungen, diese Zeitspanne durch Maßnahmen zu überbrücken, die zu einer Verkleinerung der Tumormasse und zu einer Reduktion der Tumorprogression führen. Obgleich keine kontrollierten Untersuchungen zu dieser Fragestellung vorliegen, erscheint der Einsatz der TACE (s. u.) in diesem Zusammenhang gerechtfertigt.

Lokal-ablative Therapieverfahren

Für Patienten mit auf die Leber begrenztem HCC, die sich jedoch für eine Resektion oder Transplantation nicht eignen, stehen alternative lokale Therapieverfahren zur Verfügung.

Kryoablation

Prinzip: Einführen einer oder mehrerer Kältesonden in den Tumor und Gewebezerstörung durch Erzeugung von Temperaturen unter –35 °C. Der Vorgang wird durch den intraoperativen Ultraschall gesteuert und verfolgt. Die vereiste Läsion wird echodicht.

Patienten mit in der Regel bis zu 4 HCC-Knoten eignen sich für die Kryoablation. Im Gegensatz zur Ethanolinjektion können mit der Kryoablation Tumorknoten > 5 cm behandelt werden.

Perkutane Ethanolinjektion

Sonographisch oder CT-gesteuerte **Injektionen von 95%-igem Ethanol (PEI)** können Tumornekrosen induzieren. Der Vorteil dieses Verfahrens ist seine relativ einfache Handhabung. Es **eignet sich aber nur für kleine Tumoren (möglichst ≤2 cm)** und die Ergebnisse sind schlechter als die der chirurgischen Resektion. Bei bis zu 3 cm im Durchmesser großen Tumoren treten Rezidive bei jedem 3. Patienten auf, bei einer Tumorgröße > 5 cm sind sie die Regel.

> ⓘ Die 1-, 3- und 5-Jahresüberlebensraten von Patienten mit Child-A-Zirrhose und einem solitären HCC ≤5 cm nach PEI betragen 98, 79 bzw. 47%.

Mögliche **Komplikationen** sind Peritonealreizungen, intraperitoneale Blutungen, Leber- und Nierenversagen.

Kontraindikationen für die PEI sind Pfortaderthrombose, Zirrhose im Stadium Child C mit einer Prothrombin-Zeit > 40% des Normalwertes oder eine Thrombozytenzahl < 40 000/µl.

Radiofrequenzablation

Bei diesem Verfahren (RFA) breitet sich ein Hochfrequenz-Wechselstrom von der Spitze einer in die Läsion eingeführten Elektrode in das umgebende Gewebe aus und zerstört das Tumorgewebe durch lokale Erzeugung von Radiofrequenz-Wärmeenergie. Die RFA eignet sich am besten für nicht > 5–6 cm im Durchmesser große Tumoren.

Nach bisher vorliegenden Studien ist die RFA der PEI und der Kryoablation überlegen.

Laserablation

Hierbei wird die zur Tumorablation notwendige Wärmeenergie durch Lasersonden erzeugt, die perkutan in den Tumor eingeführt werden. Ob das lasergestützte Verfahren bessere Ergebnisse liefert als die RFA, ist gegenwärtig unklar.

Cave: Bei allen perkutanen Ablationsverfahren darf die Gefahr der Tumoraussaat bei primär kleinen, solitären Tumoren nicht unterschätzt werden.

Transarterielle Chemoembolisation

Die transarterielle Chemoembolisation (TACE) basiert auf der Injektion eines Chemotherapeutikums – mit oder ohne Lipiodol – bei gleichzeitiger oder sequentieller Okklusion der tumorversorgenden Leberarterie mit Gelfoam oder anderen Partikeln mit dem Ziel, durch die **Kombination aus lokaler Chemotherapie und Ischämie** die Tumorknoten zu zerstören.

Die TACE wird eingesetzt bei großen (≤50% des Lebervolumens), nicht resezierbaren HCC und zur Tumorverkleinerung vor Resektion oder Lebertransplantation. Voraussetzung sind ein ungestörter Portalfluss und eine ausreichende Leberfunktion.

Die Ergebnisse bei Patienten mit fortgeschrittener Leberzirrhose sind schlechter als bei solchen mit noch erhaltener funktioneller Reserve der Leber.

Kontraindikationen für die TACE sind eine Pfortaderthrombose, hepatische Enzephalopathie und eine biliäre Obstruktion.

Mögliche **Komplikationen** der TACE sind Schmerzen, Fieber, Abgeschlagenheit, Erhöhungen der Aminotransferasen, Leberversagen.

Bei nichtresezierbaren HCC führt die TACE im Vergleich zu systemischen Chemotherapien zu einer Lebensverlängerung.

Das Verfahren sollte in 2- bis 3-monatigen Abständen wiederholt werden. Die bestmögliche Anzahl der erforderlichen TACE-Zyklen ist nicht klar.

Die TACE sollte in erster Linie bei Patienten mit nichtresezierbaren HCC eingesetzt werden, bei denen der Tumor entweder zu groß oder zu multifokal für eine Radiofrequenzablation ist.

Systemische medikamentöse Therapien

Chemotherapie

HCC sind gegenüber systemischen Chemotherapien relativ refraktär.

Monotherapien mit Doxorubicin, 5-Fluorouracil, Capecitabin, Gemcitabin oder Thalidomid (Hemmung der Angiogenese) können in Einzelfällen zu Tumorverkleinerungen führen. Eine Verlängerung der Überlebenszeit ist nicht belegt, **der generelle Einsatz dieser Substanzen beim HCC nicht gerechtfertigt.**

Neuere Kombinationstherapien mit Interferon-α, Cisplatin, Doxorubicin und 5-Fluorouracil (Chemoimmuntherapie) erbringen möglicherweise bessere Ergebnisse. Diese Protokolle sollten nur im Rahmen kontrollierter Studien durchgeführt werden.

Es gibt derzeit keine Belege für die lebensverlängernde Wirkung adjuvanter oder neoadjuvanter Chemotherapieprotokolle.

Hormontherapie

Tamoxifen. Tamoxifen ist ein Östrogenrezeptorenblocker. Etwa ein Drittel der HCC exprimieren Östrogenrezeptoren.

In prospektiven Studien konnte keine Wirksamkeit von Tamoxifen bei HCC im Hinblick auf Lebensverlängerung oder Verbesserung des funktionellen Status nachgewiesen werden.

Megestrol. In Einzelfällen kann Megestrol 160 mg p.o. qd zu einer Verlängerung der Überlebenszeit bei Patienten mit HCC führen.

Octreotid, Lanreotid. Octreotid (250 µg s.c. bid) und **Lanreotid** (30 mg tief i.m. q14d) sind Somatostatinanaloga, die bei Patienten mit HCC aufgrund von Somatostatinrezeptoren im Tumorgewebe eingesetzt wurden. Anfängliche ermutigende Ergebnisse konnten in kontrollierten Studien nicht bestätigt werden.

Radiotherapie

Die lokale Radiotherapie nicht resezierbarer HCC kann zu einer erheblichen Tumorverkleinerung führen. Ein überzeugender Beweis für eine Lebensverlängerung steht aus. Mögliche Nebenwirkungen der Strahlentherapie sind erhöhte Leberwerte, Thrombozytopenien, gastroduodenale Ulzera und Duodenitiden.

11.10 Fibrolamelläres hepatozelluläres Karzinom

Das fibrolamelläre hepatozelluläre Karzinom (FHCC) ist eine bindegewebsreiche Variante des Leberzellkarzinoms, die aufgrund ihrer pathologischen Besonderheiten, Klinik und Prognose eine eigenständige Stellung einnimmt.

In Gebieten mit niedriger und intermediärer HCC-Inzidenz entfallen etwa 5% aller HCC auf diese Tumorvariante. Das FHCC

▼

ist ein Tumor Heranwachsender und junger Erwachsener. Er weist eine bessere Prognose als das HCC auf. Die 5-Jahresüberlebensraten liegen zwischen 40 und 60%.

In etwa 60% der Fälle ist das FHCC resektabel.

> Einzig die komplette Tumorresektion oder die Lebertransplantation bieten Aussicht auf Überlebensverlängerung und Heilung.

11.11 Hepatoblastom

Das Hepatoblastom (HB) ist ein maligner Lebertumor, der aus embryonalen und fetalen Leberzellen hervorgeht. 25–45% aller primären Lebertumoren und 50–60% aller malignen Lebertumoren des Kindesalters entfallen auf das HB. Eine Assoziation mit der familiären adenomatösen Polyposis coli ist besonders häufig.

Prognosebestimmend ist das Stadium bei Diagnosestellung. Bei rechtzeitiger Entdeckung und rascher Therapie kann in 15–35% der Fälle ein Langzeitüberleben erreicht werden.

Nur die chirurgische Resektion oder die Lebertransplantation bieten einen kurativen Therapieansatz.

11.12 Cholangiozelluläres Karzinom

Das cholangiozelluläre Karzinom (CCC) ist ein bösartiger, von den Cholangiozyten der intra- oder extrahepatischen Gallengänge ausgehender epithelialer Tumor. Mit einer Inzidenz von etwa $1/10^5$ ist es wesentlich seltener als das HCC.

Nur 15–20% der intrahepatischen CCC sind bei Diagnosestellung noch resezierbar.

▼

Bei resezierbaren intrahepatischen CCC beträgt die mediane Überlebenszeit 18–30, bei nicht resezierbaren nur noch etwa 7 Monate.

Die besten Resektabilitätsraten mit > 50% weisen distale CCC auf.

Bei allen Patienten mit vertretbarem Operationsrisiko, deren Tumor im präoperativen Staging resezierbar erscheint, sollte eine **chirurgische Exploration mit dem Ziel der kurativen Resektion** erfolgen.

> Nur die komplette chirurgische Entfernung in frühen Tumorstadien bietet Aussicht auf ein längerfristiges Überleben und in wenigen Fällen auf Heilung.

Die Kriterien für Resektabilität sind
- Fehlen von Lymphknoten- und Fernmetastasen,
- Fehlen einer Tumorinfiltration in die V. portae oder A. hepatica,
- Fehlen einer Infiltration benachbarter Organe.

Eine **Hilusresektion** kann über längere Zeiträume eine effektive Palliation bewirken.

Im Gegensatz zum HCC wird auf Grund der insgesamt schlechten Ergebnisse die **Lebertransplantation** beim CCC selten vorgenommen.

Prä- oder postoperative **Mono-, Polychemo- oder Radiotherapien** führen weder bei R_0 resezierten noch bei nicht vollständig resezierbaren Tumoren zu einer Verlängerung der Überlebenszeit.

Auf Grund der relativ guten Verträglichkeit kann aber im Einzelfall in palliativer Absicht ein Versuch mit 5-Fluorouracil (5-FU) basierten Therapien unternommen werden, z.B. **5-FU 750 mg/m² KO i.v. als 24 h-Dauerinfusion × 5 Tage** oder **5-FU 375 mg/m² KO i.v. als Bolus qd × 5 Tage**, jeweils gefolgt von **Leukovorin 25 mg/m² KO i.v.**

Wiederholung alle 3–4 Wochen.

In Einzelfällen kann es hierunter zu einer Verkleinerung des Tumors kommen, einen Überlebensvorteil haben die behandelten Patienten nicht.

Die Zugabe weiterer Chemotherapeutika, wie z. B. Cisplatin, Epirubicin oder Doxorubicin erhöht die Toxizität, verbessert aber nicht die Prognose.

Neuere Chemotherapeutika wie Gemcitabin, Docetaxel oder Oxaliplatin können zu partiellen Ansprechraten von 20–30% führen. Ihr Einsatz sollte vorerst nur in Studien erfolgen.

Palliative Maßnahmen, wie die perkutane oder endoskopische Einlage von Endoprothesen und Stents, beseitigen wirksam den Verschlussikterus und die eitrige Cholangitis und verbessern die Lebensqualität der Patienten in den verbleibenden Lebensmonaten.

Die **photodynamische Therapie** kann bei nicht resezierbaren CCC eine Palliation bewirken. Ein Vorteil dieses teuren Verfahrens gegenüber der Stent-Einlage ist nicht belegt.

11.13 Angiosarkom

Das Angiosarkom ist ein maligner, von Endothel- und möglicherweise auch von Ito-Zellen ausgehender Tumor. Hepatische Angiosarkome machen etwa 2% aller primären Lebertumoren aus. Männer sind 3- bis 4-mal häufiger als Frauen betroffen. Im Kindesalter werden Mädchen bevorzugt.

Der Verlauf ist unaufhaltsam progredient, die Prognose infaust.

Wirksame Therapien stehen nicht zur Verfügung. Die operative Tumorresektion ist nur bei lokalisierten Tumoren eine Option. Da die meisten Angiosarkome multifokal wachsen, ist bereits bei Diagnosestellung die gesamte Leber betroffen und eine komplette Resektion nicht möglich.

Eine Lebertransplantation wird auf Grund der schlechten Ergebnisse bei hepatischen Angiosarkomen nicht durchgeführt.

11.14 Epitheloides Hämangioendotheliom

Seltener, in der Regel multifokal auftretender, vaskulärer Lebertumor niedriger Malignitätsstufe. 60% der Betroffenen sind Frauen. Das durchschnittliche Manifestationsalter liegt bei etwa 50 Jahren.

Der Tumor wächst langsam und die Prognose ist günstiger als bei anderen hepatischen Malignomen. **Unabhängig von der Art der Therapie leben nach Diagnosestellung etwa 40% der Patienten 5 Jahre und länger.** In Einzelfällen sind Überlebenszeiten von >20 Jahren beschrieben.

Allgemeingültige Therapiekonzepte existieren nicht. Der Wert der Chemo-, Radio- oder Interferontherapie ist nicht belegt. Aufgrund des multifokalen Auftretens ist eine Resektion meist nicht möglich, sodass als einziges operatives Verfahren die orthotope **Lebertransplantation** verbleibt. Die 5-Jahresüberlebensraten nach Lebertransplantation betragen etwa 75%.

11.15 Undifferenziertes embryonales Sarkom

Etwa 25% aller Lebertumoren des Kindesalters sind undifferenzierte embryonale Sarkome (UES). 88% der Tumoren treten bis zum 15. Lebensjahr auf.

Der Tumor wächst rasch, Lungenmetastasen und Rezidive nach Resektion sind häufig. Nur etwa ein Drittel der Patienten überlebt 3 Jahre nach Diagnosestellung.

Wann immer möglich, sollte die komplette Resektion angestrebt werden, an die sich eine Chemotherapie anschließen
kann. Bei nicht resezierbaren Tumoren wurde in Einzelfällen
ein Ansprechen auf Chemotherapie beobachtet. Zum Einsatz
kommen Doxorubicin, Platinpräparate, Cyclophosphamid, Da-
carbazin, 5-FU und Vincristin.

11.16 Primäres malignes Lymphom

Die Leber ist bei Morbus Hodgkin in 5–10%, bei Non-Hodgkin-
Lymphomen in 15–40% der Fälle betroffen. Primäre maligne Lymphome der Leber hingegen sind sehr selten und machen
höchstens 0,4–1% aller extranodalen Lymphome aus. Ein primäres
Hodgkin-Lymphom der Leber scheint es nicht zu geben.

Solitäre Herde haben nach chirurgischer Resektion eine relativ
gute Prognose. Weitere Behandlungsoptionen sind Chemo-
und Radiotherapie (▶ s. Lehrbücher der Onkologie.).

11.17 Metastasen

Die häufigsten malignen Tumoren der Leber sind Metastasen.
Bei Patienten mit isolierten Lebermetastasen kolorektaler Karzinome stellen lokale Therapien eine valide Alternative zu systemischen Chemotherapien dar.

Diese beinhalten die chirurgische Resektion, die lokale Tumorablation durch Instillation von Alkohol oder Essigsäure,
die Kryoablation, die hypertherme Tumor-Koagulationsnekro-
se durch Radiofrequenz-, Mikrowellen- oder Laserablation, die
transarterielle Chemoembolisation und die regionale Chemotherapie über die A. hepatica (▶ s. Abschn. 11.9).

Nur die chirurgische Resektion bietet eine kurative Option für Patienten mit isolierten Lebermetastasen eines kolorektalen Karzinoms.

Bei Patienten mit bis zu 4 isolierten Lebermetastasen werden postoperative rezidivfreie 5-Jahresüberlebensraten bis zu 38% erreicht.

Bei ausgewählten Patienten in gutem klinischem Allgemeinzustand und ohne Anhalt für extrahepatischen Tumorbefall kann eine erneute hepatische Resektion erwogen werden. Patienten mit einem rezidivfreien Intervall von > 1 Jahr nach der ersten Resektion haben eine bessere Prognose nach der Zweitresektion als solche mit einem Tumorrezidiv innerhalb eines Jahres nach Erstresektion.

Die **regionale Chemotherapie über die A. hepatica** fußt auf einem soliden pathophysiologischen Konzept und wurde 1970/1980 intensiv erforscht. Überraschenderweise ließ sich aber mit diesem lokalen Verfahren gegenüber systemischen Chemotherapien kein eindeutiger Überlebensvorteil erzielen.

12

Schwangerschaftsspezifische Lebererkrankungen

12.1 Schwangerschaftscholestase

Die intrahepatische Schwangerschaftscholestase (IHSC) ist die häufigste schwangerschaftsspezifische Lebererkrankung. Die Genese ist unklar. Sie ist charakterisiert durch Pruritus und einen Anstieg der Konzentration der Gesamtgallensäuren im Serum im 2. oder 3. Trimenon. Eine positive Familienanamnese findet sich bei etwa jeder zweiten Patientin. Bei 40–50% der Frauen rezidiviert die IHSC bei erneuten, insbesondere bei Mehrlingsschwangerschaften.

Die Prognose für die Mutter ist exzellent, die Folgen für den Fetus können schwerwiegend sein.

Vorzeitige Wehentätigkeit wird in 44% der Fälle registriert, mekoniumfarbene Amnionflüssigkeit in 27%, Zeichen der Neugeborenenunreife in etwa 60%. Totgeburten treten gehäuft auf, und die perinatale Sterblichkeit liegt bei 10%.

Anzustreben ist die elektive, frühe Entbindung in der 36. bis 38. Schwangerschaftswoche.

Therapie

Wichtigstes Behandlungsziel ist die Linderung des Pruritus.

Antihistaminika sind nicht wirksam, zudem beeinträchtigen sie das Reaktionsvermögen und verstärken Müdigkeit und Abgeschlagenheit.

Cholestyramin 4 g p.o. tid- qid wirkt nur begrenzt und hilft oft nicht. Bei regelmäßiger Cholestyramineinnahme kommt es zur Malabsorption fettlöslicher Vitamine. Vitamin K muss 1-mal wöchentlich mit 10 mg i.m. substituiert werden, da sonst fetale Blutungskomplikationen drohen.

Dexamethason 12 mg p.o. qd × 7 Tage, mit anschließender allmählicher Dosisreduktion hat in Einzelfällen einen günstigen Effekt.

> Mittel der Wahl ist Ursodeoxycholsäure 14–16 mg/kgKG/d p.o., verteilt auf 2–3 Einzelgaben, × 3 Wochen.

Unter UDCA-Therapie lässt der Pruritus nach, die Konzentration der Gesamtgallensäuren i.S. fällt, und das Gallensäurenprofil im mütterlichen Serum und im Kolostrum normalisiert sich. Ob UDCA auch die fetalen Komplikationen günstig beeinflusst, lässt sich gegenwärtig noch nicht abschließend beurteilen.

12.2 Akute Schwangerschaftsfettleber

Die akute Schwangerschaftsfettleber (ASFL) ist eine seltene, nicht zu Rezidiven neigende, lebensbedrohliche Erkrankung, die sich in den letzten Schwangerschaftswochen mit den Zeichen des fulminanten Leberversagens, einer mikrovesikulären Leberzellverfettung präsentiert und sich bei den meisten Frauen nach der Entbindung spontan zurückbildet. Die Inzidenz liegt bei 1 auf 7000–15000 Entbindungen und ist bei Erstgebärenden höher.

Die ASFL ist eine gynäkologische und hepatologische Notfallsituation.

Die Diagnose muss ohne Verzögerung gestellt und die Therapie umgehend eingeleitet werden. Bei Verkennung der Diagnose ist die Prognose fatal. Die fetale und maternale Letalität liegt dann bei 70–90%!

Durch frühe Erkennung und vorzeitige Entbindung – **keine Patientin mit ASFL hat sich bisher spontan vor der Entbindung erholt** – ist es in den letzten Jahren gelungen die mütterliche Sterblichkeit deutlich auf 0–20% zu senken.

Die **fetale Sterblichkeit bleibt weiterhin hoch.** Vorzeitige Entbindung und Behandlung auf einer Neugeborenenintensivstation eines spezialisierten Zentrums verbessern die kindliche Prognose.

Therapie

Eine spezifische Therapie der ASFL existiert nicht.

Bereits der Verdacht auf eine ASFL erfordert die Klinikeinweisung.

Die therapeutischen Entscheidungen erfolgen notfallmäßig unter intensivmedizinischen Bedingungen, auch ohne histologische Sicherung der Diagnose. Behandelt wird das akute Leberversagen (▶ s. Kap. 7), es erfolgt die **vorzeitige Entbindung.**

Die orthotope **Lebertransplantation** stellt die letzte therapeutische Option dar.

Eine vorzeitige Entbindung durch Sectio verbessert das kindliche Überleben.

12.3 Leberbeteiligung bei Schwangerschaftstoxikosen

Unter einer **Präeklampsie** versteht man das Auftreten von Hochdruck, Proteinurie und Ödemen (EPH-Gestose) nach der 20. Schwangerschaftswoche bei einer zuvor normotonen Frau. Treten zerebrale Krampfanfälle oder ein Koma hinzu, liegt eine **Eklampsie** vor.

HELLP-Syndrom

Das HELLP-Syndrom ist eine Komplikation der schweren Präeklampsie, aber nicht zwangsläufig an eine Gestose gebunden. Es ist gekennzeichnet durch eine

- Hämolyse (**H**) (pathologischer Blutausstrich, Gesamtbilirubin > 1,2 mg%, LDH > 600 U/L),
- erhöhte Leberwerte (**EL**) (AST > 70 U/L) und
- erniedrigte Thrombozyten (**LP**) (< 100 000/mm³).

Es tritt bei 0,1–0,6% aller Schwangerschaften und bei 4–12% der Fälle mit schwerer Präeklampsie auf. Etwa zwei Drittel der HELLP-Fälle treten zwischen der 27. und 36. Schwangerschaftswoche auf, 30% postpartal.

Kennzeichen des HELLP-Syndroms ist die **mikroangiopathische hämolytische Anämie.**

Als **Komplikationen** können eine disseminierte intravasale Gerinnung (20–40%; bei leichter Präeklampsie nur in 7%), eine Abruptio placentae (16%), ein akutes Nierenversagen (7%) und ein Lungenödem (6%) auftreten.

Abhängig von der Schwere des HELLP-Syndroms erreicht die perinatale Neugeborenensterblichkeit bis zu 35%.

Bezüglich der Therapie der EPH-Gestosen wird auf Lehrbücher der Gynäkologie und Geburtshilfe verwiesen. **Angestrebt wird eine vorzeitige Entbindung bei pulmonaler Reife des Feten,** meist nach der 36. Schwangerschaftswoche.

Der Nutzen von Kortikosteroiden ist nicht belegt, über Erfolge in Einzelfällen wurde berichtet.

Auch bei ausgedehnten Leberblutungen und bei subkapsulären Hämatomen ist zunächst ein abwartendes Verhalten unter häufigen sonographischen Kontrollen gerechtfertigt. Die Ruptur eines Hämatoms stellt einen Notfall dar, der umgehende Kreislaufstabilisierung und die sofortige Operation erfordert.

Medikamentenverzeichnis

Substanz	Handelsname® (Auswahl)	Darreichungsformen (Auswahl)
Adefovir Dipivoxil	Hepsera	Tbl. 10 mg
Albendazol	Eskazole	Tbl. 400 mg
Alendronsäure	Fosamax	Tbl. 10 mg, 70 mg
Alfacalcidol	Bondiol, EinsAlpha	Kps. 0,25 und 1 µg Amp. 1 µg/0,5 ml und 2 µg/1 ml
Amantadin Hydrochlorid	PK-Merz	Filmtbl. 100 mg, 150 mg Inj.-Fl. 200 mg/500 ml
Amoxicillin/ Clavulansäure	Augmentan	Filmtbl. 875 mg/ 125 mg Amp. 600 mg, 1200 mg, 2200 mg
Amphotericin B	Ampho-Moronal, Amphotericin B	Lutschtbl. 10 mg, Tbl. 100 mg, Fl. 50 mg Trockensubstanz
Ampicillin	Ampicillin-ratiopharm	Filmtbl. 1000 mg Inj.-Fl. 0,5 g/5 ml, 1 g/10 ml, 2 g/20 ml, 5 g/50 ml
Ampicillin/Sulbactam	Unacid	Inf.-Fl. 750 mg, 1,5 g und 3 g
Atenolol	Atehexal, Atenolol-ratiopharm, Tenormin	Filmtbl. 25 mg, 50 mg, 100 mg
Atorvastatin	Sortis	Filmtbl. 10 mg, 20 mg
Azathioprin	Imurek, Azafalk	Filmtbl. 25 mg, 50 mg

Substanz	Handelsname® (Auswahl)	Darreichungsformen (Auswahl)
Betacaroten	Carotana	Kps. 15 mg
Bromocriptin	Pravidel, Bromocriptin-ratiopharm	Tbl. 2,5 mg, 5 mg, 10 mg
		Kps. 5 mg, 10 mg
Budesonid	Budenofalk, Entocort	Kps. 3 mg
Calcitonin	Cibacalcin, Karil	Amp. 0,25 mg, 0,5 mg 50 I.E., 100 I.E.
		· Nasenspray 2200 I.E./ 2 ml
Calcitriol (Vitamin D_3)	Bocatriol, Rocaltrol	Kps. 0,25 µg, 0,5 µg
Calcium	Zahlreiche Präparate: siehe Rote Liste	
Caspofungin	Caspofungin MSD	Durchstechfl. 50 mg, 70 mg
Cefotaxim	Claforan	Inj.-Fl. 0,5 g, 1 g, 2 g
Ceftriaxon	Rocephin	Inj.-Fl. 0,5 g, 1 g, 2 g
Chloroquin	Resochin	Tbl. 81 mg, 250 mg
		Amp. 250 mg/5 ml
Chlorpromazin	Propaphenin	Filmtbl. 25 mg
		Tr. 20 mg/ml
		Amp. 50 mg/2 ml
Ciprofloxacin	Ciprobay	Filmtbl. 250 mg, 500 mg, 750 mg
		Inf.-Lsg. 100 mg/50 ml, 200 mg/100 ml, 400 mg/200 ml
Clofibrat	Clofibrat 500 Stada	Kps. 500 mg
Colecalciferol (Vitamin D_3)	Vigantoletten, Vigantol	Tbl.
		500 I.E. = 0,0125 mg
		1000 I.E. = 0,025 mg,
		Amp. 50000 I.E.

Substanz	Handelsname® (Auswahl)	Darreichungsformen (Auswahl)
Colestyramin	Quantalan	Btl. Pulver 4 g
Deferoxamin	Desferal	Inj.-Fl. 0,5 g, 2 g
Dehydroemetine	....	
Diloxanidfuroat	Furamid	....
Epoprostenol (Prostacyclin)	....	
Esomeprazol	Nexium mups	Tbl. 20 mg, 40 mg
Etacrynsäure	Hydromedin	Inj.-Fl. 50 mg
Etidronsäure	Didronel, Diphos	Tbl. 200 mg
Fibrinkleber	Tissucol	2 tiefgefrorene Lsg. in Fertigspritzen
Fluconazol	Diflucan	Kps. 50 mg, 100 mg, 200 mg Saft 50 mg/10 ml Inf.-Fl. 100 mg, 200 mg, 400 mg
Flumazenil	Anexate	Amp. 0,5 mg/5 ml, 1 mg/10 ml
Fluorouracil	5-Fluorouracil-biosyn, 5-Fluo-rouracil-GRY	Inj.-Fl. 250 mg/5 ml, 500 mg/10 ml, 1000 mg/20 ml
Furosemid	Lasix, Furosemid-ratiopharm	Tbl. 40 mg, 500 mg Retardkps. 30 mg Inf.-Amp. 20 mg/2 ml, 40 mg/4 ml, 250 mg/25 ml
Gemfibrozil	Gevilon	Filmtbl. 450 mg, 900 mg
Gentamicin	Refobacin	Amp. 10 mg/2 ml, 40 mg/1 ml, 80 mg/2 ml, 120 mg/2 ml
Hämarginat (Hämin)	Normosang	Amp. 150 mg/10 ml
Imipenem/Cilastatin	Zienam	Inf.-Fl. 250 mg, 500 mg (Trockensubstanz)

Substanz	Handelsname® (Auswahl)	Darreichungsformen (Auswahl)
Indapamid	Natrilix	Filmtbl. 2,5 mg Retardtbl. 1,5 mg
Infliximab	Remicade	Trockenamp. 100 mg
Interferon-α 2a	Roferon	Inj.-Fl. 3, 4,5, 6, 9 und 18 Mio. I.E.
Interferon-α 2b	Intron A	Inj.-Fl. 1 Mio. I.E. Fertiglsg. 18 Mio. I.E./ 2 ml, 25 Mio. I.E./5 ml Pen 18, 30 und 60 Mio. I.E.
Isosorbid-5-Mono- nitrat	Corangin, Isman- ton, Ismo	Tbl. 20 mg Retardtbl. 40 mg, 60 mg Retarddrg. 40 mg
Labetalol	In Deutschland nicht im Handel	
Laktitol	Importal	Btl. Pulver 10 g/10 g
Laktulose	Bifiteral, Lactulo- se Stada, Laevilac Sirup	Btl. Pulver 10 g/10 g, Btl. Granulat 10 g/10 g Sirup 66,7 g/100 ml
Lamivudin	Epivir, Zeffix	Filmtbl. 100 mg, 150 mg 240 ml Lsg. 5 mg/ml und 10 mg/ml
Leukovorin	Leucovorin	Tbl. 15 mg Amp. 10 mg/1 ml, 30 mg/3 ml, 50 mg/ 5 ml Inj.-Fl. 100 mg/10 ml, 200 mg/20 ml, 300 mg/ 30 ml, 500 mg/50 ml, 900 mg/90 ml, 1000 mg/100 ml

Substanz	Handelsname® (Auswahl)	Darreichungsformen (Auswahl)
Liposomales Amphotericin B	AmBisome	Inf.-Fl. 50 mg Trockensubstanz
Magnesium	Magnesium Verla	Drg. 1,65 mmol Kautbl. 5 mmol Btl. 5 mmol/5 g Inj.-Amp. 3,15 mmol/ 10 ml Inf.-Amp. 20,3 mmol/ 10 ml
Mannitol	Osmofundin	Inf.-Fl. 100 ml 15%, 250 ml 15%
Mebendazol	Vermox	Tbl. 100 mg, 500 mg (forte)
Megestrol	Megestat	Tbl. 40 mg, 160 mg
Meropenem	Meronem	Inf.-Fl. 500 mg, 1000 mg
Metformin	Glucophage, Meglucon	Filmtbl. 500 mg, 850 mg, 1000 mg
Metronidazol	Arilin, Clont	Filmtbl. 250 mg, 400 mg, 500 mg Inf.-Lsg. 500 mg/100 ml
Mezlocillin	Baypen	Inf.-Fl. 2 g, 3 g, 4 g, 5 g Inj.-Fl. 0,5 g, 1 g, 2 g
Midodrin	Gutron	Tbl. 2,5 mg Tropfen 20 ml 1% Amp. 5 mg/2 ml
N-Acetyl-Cystein	ACC, Fluimucil	Brausetbl. und Filmtbl. 100 mg, 200 mg, 600 mg Kps. 200 mg Btl. Granulat und Pulver 100 mg, 200 mg Saft 200 mg/10 ml Amp. 300 mg/3 ml Lsg. Inj.-Fl. 5 g/25 ml
Nadolol	Solgol	Tbl. 60 mg (mite), 120 mg

Substanz	Handelsname® (Auswahl)	Darreichungsformen (Auswahl)
Naloxon	Naloselect, Naloxon-ratiopharm, Narcanti	Amp. 0,4 mg/1 ml Amp. neonatal 0,04 mg/2 ml
Naltrexon	Nemexin	Tbl. 50 mg
Neomycin	Neomycin	Tbl. 250 mg
Norfloxacin	Barazan	Tbl. 400 mg
Octreotid	Sandostatin	Amp. 0,05 mg/1 ml, 0,1 mg/1 ml, 0,5 mg/1 ml Mehrfachentnahmefl. 1 mg/5 ml Inj.-Fl. 10 mg + 200 mg Retardmikrokps., 20 mg + 400 mg, 30 mg + 600 mg Karpulen für Pen 1500 µg/3 ml
Ofloxacin	Tarivid	Filmtbl. 200 mg, 400 mg Inf.-Fl. 200 mg/100 ml, 400 mg/200 ml
Omeprazol	Antra Mups, Omep, Ome-prazol	Tbl. 10 mg, 20 mg, 40 mg Kps. 20 mg
Ondansetron	Zofran	Filmtbl. 4 mg, 8 mg Amp. 4 mg/2 ml, 8 mg/4 ml Fl. 50 ml (4 mg/5 ml)
Ornipressin (Epinephrin)	Suprarenin	Amp. 1 ml Inj.-Fl. 25 ml 1 ml enthält 1 mg Epinephrin; verdünnen!
Ornithinaspartat	Hepa-Merz	Kautbl. 3 g, Btl. Granulat 3 g/5 g, 6 g/10 g Amp. 5 g/10 ml

Substanz	Handelsname® (Auswahl)	Darreichungsformen (Auswahl)
Pantoprazol	Pantozol- Rifun	Tbl. 20 mg, 40 mg Fl. 40 mg
Paracetamol	ben-u-ron, Paracetamol- ratiopharm	Tbl. und Kps. 500 mg Brausetbl. 500 mg Supp. 125 mg, 250 mg, 500 mg, 1000 mg Lsg. 200 mg/5 ml
Paromomycin	Humatin	Kps. 250 mg Fl. Pulver 1000 mg Sirup 125 mg/5 ml
Peg-Interferon 2a	Pegasys	Fertigspritze 135 µg, 180 µg
Peg-Interferon 2b	Pegintron	Injektor 50 µg, 80 µg, 100 µg, 120 µg, 150 µg
Penicillamin	Metalcaptase	Filmtbl. 150 mg, 300 mg
Pentoxifyllin	Pentoxifyllin- ratiopharm, Trental	Retardbl. -drg. 400 mg, 600 mg Inj.-Amp. 100 mg/5 ml Inf.-Amp. 300 mg/15 ml
Phenobarbital	Luminal, Luminaletten	Tbl. 15 mg, 100 mg Amp. 200 mg/1 ml
Phenprocoumon	Marcumar	Tbl. 3 mg
Pioglitazon	Actos	Tbl. 15 mg, 30 mg
Piperacillin	Pipril	Inf.-Fl. 1 g, 2 g, 3 g, 4 g
Piperacillin/Tazo- bactam	Tazobac	Inj.-Fl. 2 g/0,5 g Inf.-Fl. je 4,5 g
Praziquantel	Biltrizide, Cesol	Filmtbl. 600 mg Lacktbl. 150 mg
Prednisolon	Decortin H, Solu-Decortin H	Tbl. 1 mg, 5 mg, 20 mg, 50 mg Amp. 10 mg, 25 mg, 50 mg, 100 mg, 250 mg, 500 mg, 1000 mg

Substanz	Handelsname® (Auswahl)	Darreichungsformen (Auswahl)
Probucol	In Deutschland nicht im Handel	Tbl. 250 mg, 500 mg
Propranolol	Dociton	Tbl. 10 mg, 40 mg, 80 mg
		Retardkps. 80 mg, 160 mg
Raloxifen	Evista	Filmtbl. 60 mg
Ribavirin	Rebetol	Kps. 200 mg
Rifampicin	Rifa	Drg. 150 mg, 300 mg, 450 mg, 600 mg
		Inj.-Fl. 300 mg, 600 mg
Risedronsäure	Actonel	Filmtbl. 5 mg, 30 mg
Rosiglitazon	Avandia	Filmtbl. 4 mg, 8 mg
Silibinin	Legalon,	Kps. 70 mg, 140 mg
	Legalon-SIL	Susp. 1 g/100 g
		Durchstechfl. 350 mg
Somatostatin	Somatostatin	Amp. 3 mg
Spironolacton	Aldactone	Drg. 25 mg, 50 mg, 100 mg
Tamoxifen	Nolvadex	Tbl. 10 mg, 20 mg, 30 mg, 40 mg
Terlipressin	Glycylpressin	Inj.-Fl. 1 mg
Testosteron-enantenat	Testoviron-Depot	Amp. 50 mg/1 ml, 100 mg/1 ml, 250 mg/1 ml
Thiopental	Trapanal	Durchstechfl. 500 mg
Tinidazol	Simplotan	Filmtbl. 1 g
Torasemid	Torem, Unat	Tbl. RR 2,5 mg, Cor 5 mg, 10 mg, 200 mg
		Amp. 10 mg/2 ml, 20 mg/4 ml, 200 mg/20 ml
Trientine	Syprine (USA)	Kps. 250 mg
Trimethoprim/Sulfa-methoxazol	Bactrim, Cotrim-ratio-pharm	Tbl. 480 mg, 960 mg (forte)

Substanz	Handelsname® (Auswahl)	Darreichungsformen (Auswahl)
Ursodeoxycholsäure	Ursofalk	Kps. 250 mg
Vasopressin	Pitressin	Amp. 20 I.E./1 ml
Verzweigtkettige Aminosäuren	Falkamin Aminosteril N-Hepa 8%	Btl. 9,33 g Inf. 8%
Voriconazol	VFEND (USA)	Tbl. 50 mg, 200 mg Inj.-Fl. 200 mg (Pulver)
Xipamid	Aquaphor	Tbl. 10 mg, 20 mg, 40 mg
Zinkaspartat	Inzelloval, Unizink	Tbl. 10 mg (enthalten auch Kalium, Magnesium, Eisen, Mangan) Inj.-Lsg. 10 ml/30 mg
Zinkhistidin	Zinkamin-Falk	Kps. 15 mg
Zinksulfat	Biosan Zink, Zinkit	Brausetbl. 25 mg Drg. 3 mg, 10 mg, 20 mg

Internetadressen

Internetadresse	Bemerkungen
http://www.hepatitis-c.de	Deutsches Hepatitis C Forum e.V. Für den Laien verständliche Information. Aktuelle Publikationen
http://www.hepfi.org	Hepatitis Foundation International. Organisation zur Erforschung und Vorbeugung der epidemischen Hepatitis. Reisetipps, nach Ländern geordnet
http://www.epidemic.org	Homepage für Patienten zum Thema Hepatitis C
http://www.hepatitis-central.com	Portal für Informationen zur Hepatitis. Informationen zu neuen Medikamenten
http://www.hepnet.com	Kanadisches Hepatitis-Portal mit bildgestützten Lernmodulen
http://www.wilsonssdisease.org	Forum zum Morbus Wilson
http://www.leberinfo.de	Informationen für Laien zu Diagnose, Behandlung, Impfung und Ernährung bei Lebererkrankungen
http://www.aasld.org	Homepage der »American Association for the Study of Liver Diseases« (AASLD). Portal für zahlreiche andere Leber-Adressen
http://www.aasldjournals.org	Portal zu den Publikationen der AASLD, »Hepatology« und »Liver Transplantation«
http://www.uegf.org	Homepage der »United European Gastroenterology Federation«
http://www.liverfoundation.org	Homepage der »American Liver Foundation«
http://www.gastro.org	Homepage der »American Gastroenterological Association«
http://www.dgvs.de	Homepage der »Deutschen Gesellschaft für Verdauungs- und Stoffwechselerkrankungen«

http://www.leberhilfe.org   Homepage der »Deutschen Leberhilfe«
http://www.hepatitis-care.de Informationen zur Diagnose und Therapie
                              der Hepatitis C (mit Unterstützung der Roche
                              Pharma AG)

Literatur

American Joint Committee on Cancer (1997) Staging Manual, 5th edn. Lippincott-Raven, Philadelphia

Arias IM, Boyer JL, Chisari FV et al. (2001) The liver. Biology and pathobiology, 4th edn. Lippincott Williams & Wilkins, Baltimore

Berthold H (2003) Klinikleitfaden Arzneimitteltherapie, 2. Aufl. Urban & Fischer, Stuttgart

Bircher J, Benhamou J-P, McIntyre N et al. (1999) Oxford textbook of clinical hepatology, 2nd edn. Oxford Medical Publications, Oxford

Bosch J et al. (2003) J Hepatology 38 (Suppl 1): 54–68

Caspary WF, Leuschner U, Zeuzem S (2001) Therapie von Leber- und Gallekrankheiten. Springer, Berlin Heidelberg New York Tokio

Dancygier H (2003) Klinische Hepatologie. Grundlagen, Diagnostik und Therapie hepatobiliärer Erkrankungen. Springer, Berlin Heidelberg New York Tokio

Dienstag JL et al. (1999) N Engl J Med 341: 1256–1263

Doss MO, Stölzel U, Kühnel A, Gross U (2003) Porphyrien. In: Dancygier H (Hrsg) Klinische Hepatologie. Grundlagen, Diagnostik und Therapie hepatobiliärer Erkrankungen. Springer, Berlin Heidelberg New York Tokio

Füssle R, Sziegoleit A (2001) Praxis der Infektiologie. Organbezogene Diagnostik und Therapie. Springer, Berlin Heidelberg New York Tokio, S 134

Gerok W, Blum HE (1995) Hepatologie, 2. Aufl. Urban & Schwarzenberg, München

Hadziyannis et al. (2003) N Engl J Med 348: 800–807

Kaplowitz N (1996) Liver and Biliary Diseases, 2nd edn. Williams & Wilkins, Baltimore

Konsensus der European Association for the Study of the Liver (2003) J Hepatol 38: 533–540

Kuntz E, Kuntz HD (2001) Hepatology, principles and practice. Springer, Berlin Heidelberg New York Tokio

Lai CL et al. (1998) N Engl J Med 339: 61–68

MacSween RNM, Burt AD, Portmann BC et al. (2002) Pathology of the liver, 4th edn. Churchill Livingstone, London Edinburgh New York

Marcellin P et al. (2003) N Engl J Med 348: 808–816

Niederau C (2003) Hereditäre Hämochromatose. In: Dancygier H (Hrsg) Klinische Hepatologie. Springer, Berlin Heidelberg New York Tokio

Schiff ER, Sorrell MF (2003) Schiff's diseases of the liver, 9th edn. Lippincott Williams & Wilkins, Baltimore

Schmidt E, Schmidt FW, Manns MP (2000) Lebererkrankungen. Pathophysiologie, Diagnostik und Therapie. Ein Zwischenbericht für Klinik und Praxis. Wissenschaftliche Verlagsgesellschaft mbH, Stuttgart

Sherlock S, Dooley J (2002) Diseases of the liver and the biliary system, 11th edn. Blackwell, London

Smolarek C, Stremmel W (2003) Morbus Wilson. In: Dancygier H (Hrsg) Klinische Hepatologie. Grundlagen, Diagnostik und Therapie hepatobiliärer Erkrankungen, Springer, Berlin Heidelberg New York Tokio

Trey C et al. (1966) Hepatische Enzephalopathie. N Engl J Med 274: 473–481

Zakim D, Boyer TD, Walton R (2003) Hepatology. A textbook of liver disease, 4th edn. Saunders, Philadelphia

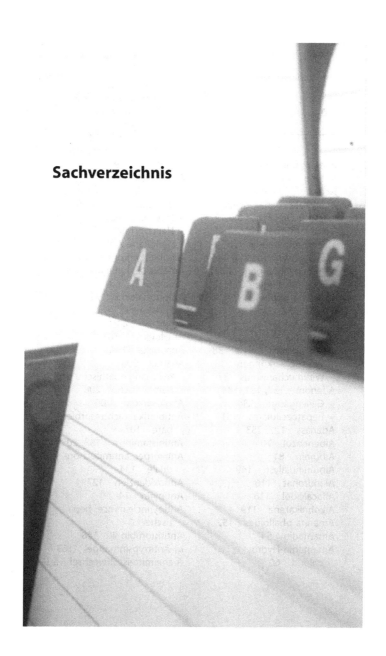

Sachverzeichnis

A

Acetaminophenvergif-
tung 151
Acetylierungsphänotyp 7
Acetylsalicylsäure 166
Adefovir Dipivoxil 38–42
– Bioverfügbarkeit 37
– Dosisanpassung 38
– Erwachsenendosis 38
– Nebenwirkungen 40
– Pharmakologie 37
– Resistenzentwick-
lung 38
– Therapiedurch-
führung 38
– Therapieergebnisse 38
– Wechselwirkungen 38
– Wirkmechanismus 37
Adenom 137, 181, 184
– Gallengänge 184
– hepatozelluläres 181
Aderlass 127, 153
Albendazol 70
Albumin 81
Albumindialyse 149
Alendronat 116
Alfacalcidol 116
Alkoholkarenz 119
Amanita phalloides 152
Amantadin 54
Amantadin-Hydro-
chlorid 60
– Bioverfügbarkeit 60
– Halbwertszeit 60
Amilorid 78
Aminoglykoside 146
Aminosäuren, verzweigt-
kettige 109
Ammoniak 105
Ammoniakentgiftung 107
Amöbenabszess 65, 66
– Drainage 66
– Heilungsraten 65
– perkutane Aspiration 66
Amöbenperitonitis 66
Amöbizide, luminale 66
Amoxycillin 63
Amphotericin B 71, 72
– liposomales 72
Ampicillin 64
Amyloidose 181
Anabolika 181
Anämie 208
– mikroangiopathische
hämolytische 208
Angiosarkom 200
Antibiotika, nichtresorbier-
bare 107
Antihistaminika 138, 205
Antikörper, antimitochon-
driale 134
Antioxidanzien 127
Antipyrin 14
Antipyrinclearance, hepa-
tische 6
Antithrombin III 148
α_1-Antitrypsinmangel 163
Arzneimittelstoffwechsel 5

– Einfluss auf 5
Aspartat 107
Aspergillose 62
Aszites 74–77, 82, 83, 87, 88
– Bakteraszites 88
– diagnostische Kriterien 82
– diuretikaresistenter 73
– einfacher (unkomplizierter) 75
– Flüssigkeitsbeschränkung 77
– kultur-negativer neutrozytärer 87
– kultur-positiver neutrozytärer 87
– Lebertransplantation 85
– polymikrobieller 88
– problematischer (komplizierter) 75
– Prognose 75
– refraktärer 82, 83, 85
– Schweregrade 76
– Stufentherapie 77
Aszitesbehandlung 75, 86
– Fehler 86
Asziteskultur 87
Aszitestherapie 80
– Diuretika 80
– kaliumsparende 80
– Schleifendiuretika 80
– Thiaziddiuretika 80
Atenolol 166
Atorvastatin 127
Auffrischimpfung 48

– Hepatitis B 48
Ausscheidung, biliäre 10
Autoimmunhepatitis 129–133, 141
– Autoantigene 131
– Autoantikörper 130
– Erhaltungstherapie 132
– genetische Faktoren 130
– Lebertransplantation 133
– Remission 131
– Rezidive 132
– Therapieversagen 132
– Therapieziele 129
– Typen 130
Azathioprin 131, 132, 135, 136, 143
Azidose, metabolische 104

B

Bakterien, saccharolytische 106
Ballontamponade 96
Bestrahlung, intraluminale 185
Beta-Blocker, nichtselektive 91
Betacaroten 169
Betain 127
Bettruhe 76
Bilharziose 67

Bioaktivierung 5
Bioinaktivierung 5
Bisphosphonate 116
Biotransformation,
  hepatische 1
Bithionol 68
Blutung, akute 95
– intensivmedizinische
  Maßnahmen 95
– Therapie 95
Blutungsprophylaxe 91, 100
– primäre 91
– sekundäre 100
BMI s. Body mass index
Body mass index (BMI) 53
Bromocriptin 107
Budd-Chiari-Syndrom 177
Budesonid 136, 137

C

Calcitriol 116
Candida albicans 71
Candida glabrata 71
Candida krusei 71
Candidiasis 71
– chronische
  disseminierte 71
Candidose 62, 71
– hepatolienale 71
– hepatosplenische 71
Caspofungin 71

Ceftriaxon 64, 146
CFTR-Gen 174
Chaperone 163
Chemoembolisation,
  transarterielle 195
Chemotherapie 191, 203
– regionale 203
Child-Pugh-Einteilung 73
Chlorambucil 135
Chloroquin 65, 168
Chlorpromazin 166
Cholangitis 134, 139–141
– autoimmune 139
– destruierende
  nichteitrige 134
– primär sklero-
  sierende 139–141
– – Lebertransplanta-
    tion 141
– – Therapie,
    chirurgische 141
– – Therapie, endo-
    skopische 140
– – Therapie, medika-
    mentöse 140
Cholestyramin 169, 206
Cilastatin 64
Ciprofloxacin 64
Clavulansäure 63
Clevudin 26
CLIP-Score 187
Clofibrat 127
Clonazepam 166
Colchizin 136
Colecalciferol 116
Colestyramin 138

Cyclosporin 133
Cyclosporin A 136
Cytochrom P450 2

D

Darmdekontamination 148
Darmreinigung 105
Deferoxamin 155, 168
– Halbwertszeit 155
– Nebenwirkungen 155
Dehydroemetine 65
Depression 59
Dexamethason 147, 206
Diabetes mellitus 125
Dialyse 146
Dialysepatient 21
Diät 76
Diazepam 166
Diethanolamin 127
Dijodohydroxyquin 66
Diloxanidfuroat 66
Discriminant Function 120
Diuretika 77, 78
– kaliumsparende 78, 80
– Schleifendiuretika 78, 80
– Thiaziddiuretika 80
Diuretikatherapie 79
– Nebenwirkungen 79
– praktisches Vorgehen 79
D-Penicillamin 135, 158–160

– Erhaltungstherapie 158
– Nebenwirkungen 160
Druck 91, 147
– intrakranieller 147
– portalvenöser 91
Druckgradient 90
– hepatovenöser (portovenöser) 90
Durchblutungsstörung 175

E

Early viral response 53
Echinococcus alveolaris 68
Echinococcus cysticus 68
Echinococcus granulosus 68
Echinococcus multiocularis 68
Echinococcus oligarthros 68
Echinococcus vogeli 68
Echinokokkose 68–70
– alveoläre 68, 70
– Lebertransplantation 70
– polyzystische 68
– Rezidiv 70
– Teilhepatektomie 70
– zystische 68, 69
Einfluss, genetischer 7
Einlauf, hoher 106
Eisenentspeicherung 154

Emtricitabin 26
Entamoeba histolytica 65
Entbindung, vorzeitige 207
Entecavir 26
Entgiftung 5
Enzephalopathie 103, 145
– hepatische 103, 107,
  108, 145
– – Eiweißzufuhr 108
– – Ernährung 107
– porto-systemische 103
Enzyme, mikrosomale 8
– Induktoren 8
Epoprostenol 114
Escape-Mutanten 24, 37
Ethanol 157
Ethanolinjektion,
  perkutane 194
Etidronat 116
Expositionsprophylaxe 17
– Hepatitis A 17
Extraktion, hepatische 11,
  13

F

Famciclovir 26
Fasciola gigantica 68
Fasciola hepatica 68
Fasziolose 68
Fettleber, alkoholische 119
Fettlebererkrankung, nicht-
  alkoholische 125–127

– Antioxidanzien 127
– Insulinsensitizer 126
– Lipidsenker 127
– Therapie 126
– Ursodeoxycholsäure 127
Fibrinkleber 102
Fibrose 119, 174
– Steatofibrose 125
– zystische 174
Filtrationsverfahren 149
Fluconazol 71
Flumazenil 107
Fluoride 117
Frischplasma,
  gefrorenes 148
5-FU 199
Fuchsbandwurm 68
Furosemid 78

G

Gallengangadenom 184
Gallensäure 169
Ganciclovir 26
Gastropathie 102
– portal hypertensive 102
Gemfibrozil 127
Gerinnungsfaktoren 148
Gernebcin 63
Giftung 5
Glukokortikoide 135
Glukuronyltransferase 8
Gummibandligatur 99

H

Hämangioendothe-
  liom 186, 201
- epitheloides 201
- infantiles 186
Hämangiom 186
Hämarginat 165
Hämin 165
Hämochromatose 153, 156
- Diät 156
Hämodialyse 112
Hämofiltrations-
  verfahren 146
HBeAg 24, 28
- Serokonversion 28
HBsAg 24
HBV-DNA-Polymerase 33
HBV-Wildtyp 29
HELLP-Syndrom 208
Hemizellulose 156
Hepatektomie,
  partielle 191
Hepatitis 28, 120–123
- alkoholische 120–123
- autoimmune 129–133
- - Autoantigene 131
- - Autoantikörper 130
- - Erhaltungs-
    therapie 132
- - genetische Fak-
    toren 130
- - Lebertransplanta-
    tion 133

- - Remission 131
- - Rezidive 132
- - Therapieversagen 132
- - Therapieziele 129
- - Typen 130
- chronische 28
- Steatohepatitis 125
Hepatitis A 17–20, 22
- cholestatische 22
- Expositions-
  prophylaxe 17
- Immunisierung,
  aktive 19, 20
- Immunisierung,
  passive 18
- Immunprophylaxe 18
- Impfstoff 20
- Impfung 19
- Präexpositions-
  prophylaxe 18
- Prognose 22
- Prophylaxe 17
- Prophylaxe, post-
  expositionelle 18
- Therapie 22
Hepatitis B 20, 23–25, 29,
  40, 43–48
- akute 23
- Auffrischimpfung 48
- chronische 24, 25, 40
- Hyporesponder 48
- Immunisierung,
  aktive 45, 47
- Immunisierung,
  passive 44
- Impfergebnisse 46

– Impfstoff 20
– Impfung 43
– Nonresponder 47
– Prophylaxe, endogene
  Reinfektion 45
– Prophylaxe, post-
  expositionelle 44
– Reaktivierung 29
– Schutzdauer 48
– Serokonversionsrate,
  spontane 25
– Therapieantwort,
  komplette 25
– Therapieantwort,
  partielle 25
– Therapieindikation 24
– Therapieziele 25
Hepatitis C 49–52, 57
– akute 51
– akzidentelle
  Exposition 49
– chronische 51, 57–59
– – Eliminationsrate 58
– – Nebenwirkungen 59
– – Therapie 57, 58
– – Viruslast 58
– Nadelstichverletzung 49
– natürlicher Verlauf 50
– Progressionsrisiko 52
– Therapieziele 52
– Zirrhoserisiko 52
Hepatitis D 42, 43
– akute 42
– chronische 42
– Impfung 43
– Lamivudin 43

– Lebertransplantation 43
– medikamentöse Behand-
  lung 42
– Therapie 42
Hepatitis E 22, 23
– Prophylaxe 23
– Sterblichkeitsrate 23
– Therapie 23
Hepatitis-B-Hyperimmun-
  globulin 44
Hepatitis-D-Virus 42
Hepatitis-E-Virus 22
Hepatitis-Rezidiv 41
Hepatoblastom 198
Hepatozytentransplanta-
  tion 149
HFE-Gen 153
High-clearance-Stoffe 11
Hirnödem 147
Hirnstammein-
  klemmung 147
Histoacryl 102
Hundebandwurm 68
HWZ (s. Halbwertszeit)
Hydrothorax,
  hepatischer 115
Hyperlipidämie 125
Hyperplasie 183, 184
– fokal noduläre 184
– nodulär regenera-
  tive 183
Hypertension 90, 114
– portale 90
– portopulmonale 114
Hyperventilation 147
– maschinelle 147

Hypoglykämie 104
Hyponatriämie 104
Hyporesponder 48

I

IFN-Therapie 29, 33
– Resistenzentwick-
  lung 33
– Rückfall 29
IFN-α 33, 41, 42
– Kontraindikationen 33
Imipenem 64
Immunisierung, aktive 19,
  20, 45, 47, 48
– Hepatitis A 19, 20
– Hepatitis B 45
– Nonresponder 47
– Schutzdauer 48
Immunisierung, passive 18,
  44
– Hepatitis A 18
– Hepatitis B 44
Immunprophylaxe 18
– Hepatitis A 18
Immuntherapie, adop-
  tive 192
Impfergebnis 46
– Hepatitis B 46
Impfstoff 20
– Hepatitis A 20
– Hepatitis B 20

Impfung 19, 43
– Hepatitis A 19
– Hepatitis B 43
– Hepatitis D 43
Indocyaningrün 14
Infliximab 122
Insulinsensitizer 126
Interferone 30–32, 54
– Entzündungsreaktion 30
– Nebenwirkungen 30–32
– pegylierte 54
Interferon-α (IFN) 26–29,
  39
– Bioverfügbarkeit 26
– flare-up 28
– HWZ 26
– Nebenwirkungen 29
– Pharmakologie 26
– Responder 28
– Therapieergebnisse 27
– Wechselwirkungen 27
– Wirkmechanismen 26
Internetadressen 219
Isosorbid-5-Mononitrat 93

J

Jodoquinol 66
Juckreiz 138

K

Kalzium   117
Karzinom   186–197,
   198–200
– cholangiozelluläres   140,
   198–200
– hepatozellulä-
   res   186–197
Knochenver-
   änderungen   115
Knollenblätterpilz-
   vergiftung   152
Kochsalzlösung,
   hypertone   179
Kontrazeptiva   181
Koproporphyrie,
   hereditäre   165
Körpereisengehalt   153
Kortikosteroide   120, 143
Kryoablation   193
Kupferansammlung   157
– Initialtherapie   157

L

Labetalol   166
Lactobacillus bifidus   106
Laktatazidose   59
Laktitol   106

Laktulose   96, 106
Lamivudin   33–36, 39–43
– Ausscheidung   34
– Dosisanpassung   34
– HBV-DNA-
   Elimination   36
– Hepatitis D   43
– HWZ   34
– Interferon-α (IFN)   39
– Laktatazidose   35
– Leberversagen,
   fulminantes   35
– Nebenwirkungen   35
– Pharmakologie   34
– Proteinbindung   34
– Serokonversion   36
– Tagesdosis   34
– Therapiedauer   35
– Therapiedurch-
   führung   34
– Therapieergebnisse   36
– Verlaufskontrolle   34
– Wirkmechanismus   33
Lamivudin-Resistenz   37
– Risikofaktoren   37
Lamivudintherapie   35
– Rezidiv   35
Lanreotid   197
Laserablation   195
Leberabszess   60–62
– Aspergillose   62
– Candidose   62
– Erreger   61
– pyogener   60–64
– – Letalität   62
– – Therapie   63

– – Therapiedauer 64
– Ursachen 61
Leberegel 68
Lebererkrankung 17, 119,
   129, 153, 179, 181, 205
– alkoholische 119
– autoimmune 129
– Fettleber 119
– Fibrose 119
– genetische 153
– infektiöse 17
– metabolische 153
– neoplastische 181
– schwangerschafts-
   spezifische 205
– Steatohepatitis 119
– Verfettung 119
– Zirrhose 119
– zystische 179
Leberersatzverfahren 149
Leberinsuffizienz 103
Leberschutzpräparate 119
Lebertransplantation 43,
   70, 85, 112, 133, 139, 141,
   163
– Hepatitis D 43
Lebertumore 182
– Einteilung 182
Leberversagen 145
– akutes 145, 148–150
– – acetaminophen-
   induziertes 150
– – Aminosäuren-
   bedarf 149
– – Infektionspro-
   phylaxe 148

– – King's-College-
   Kriterien 150
– – Lebertransplanta-
   tion 150
– – parenterale
   Ernährung 148
– akutes auf chro-
   nisches 145
– hyperakutes 145
– subakutes 145
Leberzellverfettung 206
Leberzirrhose 73, 74
– Child-Pugh-Stadien 74
– primär biliäre 139
– – Lebertransplanta-
   tion 139
– Überlebensraten 73
Leberzyste 69, 179, 180
– Ätiologie 180
– kongenitale 179
Leukovorin 199
Ligatur
– Gummibandligatur 99
– Multibandligatur 99
Lignin 156
Linton-Nachlas-Sonde 97
Lipidsenker 127
Literatur 221
L-Ornithin-L-Aspartat 107
Low-clearance-Stoffe 13
Lymphom 202
– extranodales 202
– malignes 202
– Non-Hodgkin-
   Lymphom 202

M

Maddrey-Index   120
Magenvarizen   102
Mannitol   147
MARS s. Molecular Adsor-
   bent Recycling System
maschinelle Hyperventila-
   tion   147
Mayo-Risk-Score   139
Mebendazol   70
Medikamente   8, 126, 164,
   170
– NAFLD-auslösende   126
– porphyrinogene   164
– porphyrinogene   170–174
– Wechselwirkungen   8
Medikamenten-
   verzeichnis   209
Megestrol   197
6-Marcaptopurin   133
Meropenem   64
Metabolisierer   8
– defizienter   8
Metastase   202
Metformin   126
Methotrexat   133, 135
Metronidazol   63–65, 107
Mezlocillin   63
Midodrin   111
Molecular Adsorbent Recyc-
   ling System (MARS)   123,
   138, 149

Monooxygenase   5
Morbus Günther   169
Morbus Hodgkin   202
Morbus Wilson   157–159,
   162, 163
– Diät   162
– Erhaltungstherapie   158
– Lebertransplanta-
   tion   163
– medikamentöse
   Therapie   158
– Therapieschema   159
Mukoviszidose   174
Multibandligatur   94, 99
Mycophenolat-Mofetil   133
Myelinolyse   104
– zentrale pontine   104

N

N-Acetylcystein   127, 151
Nadelstichverletzung   49
– Hepatitis C   49
Nadolol   92, 93
Naloxon   138
Naltrexon   138
Nebenwirkungen   29–32,
   35, 40, 56, 59, 79
– Adefovir Dipivoxil   40
– dermatologische   30
– Diuretikatherapie   79
– D-Penicillamin   160

- endokrine 31
- gastrointestinale 31
- grippale 30
- hämatologische 31
- hepatische 31
- Hepatitis C,
 chronische 59
- HNO 32
- immunologische 31
- Interferone 30
- Interferon-á 29
- kardiovaskuläre 30
- Lamivudin 35
- metabolische 31
- okuläre 32
- psychisch-neurologi-
 sche 30
- pulmonale 32
- Ribavirin 56
- Trientine 161
- urogenitale 32
Neomycin 107
Neostigmin 166
Nitrat 91
- lang wirkendes 91
Nitratprophylaxe 94
Nitroimidazole 65
Nitropflaster 98
Non-Hodgkin-Lym-
 phom 202
Nonresponder 47
Nukleosidanaloga 26

O

Octreotid 98, 111, 197
Okuda-Stadium 187
Oligoadenylat-
 synthetase 26
Omeprazol 146
Ondansetron 166
Ornidazol 65
Ornipressin 86, 111
Ornithin 107
Orthodeoxie 113
Ösophagustranssektion 99
Ösophagusvarizen 94
- endoskopische S
 klerosierung 94
Ösophagusvarizen-
 blutung 98
- Therapie,
 chirurgische 98
- Therapie,
 endoskopische 98
Osteodystrophie,
 hepatische 115
Osteopathie,
 hepatische 115
Osteoporose 115, 138

P

Papillomatose, biliäre 185
Paracetamol 32
Paracetamol-
  vergiftung 151
Parazentese 80–83
– großvolumige 80
– Komplikationen 81
Paromomycin 66, 107
PCT s. Porphyria cutanea
  tarda
Peg-Interferon-α-2a 54, 55
– Clearance 55
– Dosierung 55
– Eliminationshalbwerts-
  zeit 55
Peg-Interferon-α-2b 54, 55
– Clearance 55
– Dosierung 55
– Eliminationshalbwerts-
  zeit 55
Pektin 156
Pentoxifyllin 121
Pericholangitis 140
peritoneovenöser
  Shunt 84
– Komplikationen 84
Peritonitis 87
– Erregerspektrum 87
– spontan bakterielle
  (SBP) 87–90
perkutane Zysten-
  drainage 69

Pfortader-
  thrombose 175–177
– Therapie 177
– Ursachen 176
Phase-II-Reaktion 1, 5
Phase-I-Reaktion 1
Phosphodiesterase-
  hemmer 121
Phytate 156
Pioglitazon 126
Piperacillin 63
Plasmaexpander 81
Plasmahalbwertszeit 7
Plasmapherese 138
Platypnoe 113
Pleurodese 115
Polyethylenglykol 54
Polymorphismus,
  genetischer 7
Polyposis coli 198
Polyprensäure 192
polyzystische Echino-
  kokkose 68
Porphyria cutanea tarda
  (PCT) 165, 167
– Aderlass 167
– Chloroquin 167
Porphyria variegata 165
Porphyrie 164, 165, 169
– akute hepatische 164,
  165
– akute inter-
  mittierende 165
– chronische
  hepatische 165
– erythropoetische 165

– hepatische 165
– kongenitale erythro-
   poetische 169
Porphyrieformen 165
Porphyrie-Syndrom, aku-
   tes 165
Porphyrinvorläufer 167
Prä-Core-Mutante 28, 29
Präeklampsie 207
Präexpositions-
   prophylaxe 18
– Hepatitis A 18
Praziquantel 67
Prednisolon 131, 136,
   166
Probucol 127
Progressionsrisiko 52
– Hepatitis C 52
Prophylaxe 17, 23
– Hepatitis A 17
– postexpositionelle 18,
   44
– – Hepatitis A 18
– – Hepatitis B 44
– Hepatitis E 22, 23
Prophyrinausschei-
   dung 168
Propranolol 92, 93, 166
Prostacyclin 114, 146
Protonenpumpenhem-
   mer 9
Protoporphyrie 169
– erythropoetische 169
Pruritus 138, 205

Q

Quotient, metabolischer 8

R

Radiofrequenzablation 194
Raloxifen 117
Raumforderung, hepati-
   sche 181
Replikationsmarker 29
Rezidivblutung 100, 101
– Verhinderung 101
Ribavirin 54–56
– Bioverfügbarkeit 56
– Dosis 55
– Elimination 56
– Halbwertszeit 56
– Kontraindikationen 56
– Nebenwirkungen 56
– Pharmakokinetik 55
– Sarkoidose 56
– Wechselwirkungen 56
Rifampicin 138
Risedronat 116
Risiko-Index 120
Rosiglitazon 126

S

S-Adenosylmethionin   123
Sarkoidose   56
Sarkom   201
– undifferenziertes
  embryonales   201
SBP (s. spontan bakterielle
  Peritonitis)
Schistosoma intercala-
  tum   67
Schistosoma japonicum   67
Schistosoma mansoni   67
Schistosoma mekongi   67
Schistosomiasis   67
Schleifendiuretika   78, 80
Schwangerschafts-
  cholestase   205, 207
– intrahepatische   205
– Therapie   207
Schwangerschaftsfettleber,
  akute   206
schwangerschaftsspezifische
  Lebererkrankung   205
Schwangerschafts-
  toxikose   207
– Leberbeteiligung
  bei   207
Sedativa   138
Sengstaken-Blakemore-
  Sonde   97
Serokonversionsrate,
  spontane   25

– Hepatitis B   25
Serotonin-Rezeptor-
  antagonisten   138
Serumferritinwert   154
Shunt   84
– peritoneovenöser   84
– transjagulärer porto-
  systemischer (TIPS)   84
Shunt-Operation   99
Silymarin   123
Sklerotherapie   99
Somatostatin   98
Sonde   97
– Linton-Nachlas-
  Sonde   97
– Sengstaken-Blakemore-
  Sonde   97
Spinat   156
Spironolakton   78
Steatofibrose   125
Steatohepatitis   119, 125
Steatose   125
Steatozirrhose   125
Stickstoffbilanz,
  negative   148
Sulbactam   64
Sustained viral
  response   52
Syndrom
– HELLP-   208
– hepatopulmonales   113
– hepatorenales   109–112
– – Faktoren,
    auslösende   111
– – Faktoren,
    prädiktive   109, 110

– – Hämodialyse 112
– – Lebertransplanta-
tion 112
– – medikamentöse
Therapie 111
– – TIPS 112
– – Typ I 110
– – Typ II 110
– Porphyrie-, akutes 165
– portopulmonales 114

Transferrinsättigung 154
Triamteren 78
Triclabendazol 68
Trientine 159–161
– Erhaltungstherapie 161
– Nebenwirkungen 161

U

Überlappungs-
syndrom 141
– autoimmunes 141
Ursodeoxycholsäure 127,
134, 136, 137, 139, 140,
143, 174, 206

T

Tacrolimus 133, 136
Tamoxifen 196
Tazobactam 63
Teilhepatektomie 70
Telbivudin 26
Tenofovir 26
Terlipressin 98, 105, 111
Testosteronenantenat 117
3'-Thiacytidine (3TC) 33
Thiaziddiuretika 80
Thiazolidindione 126
Thiopental 147
Thrombozytenkonzen-
trat 148
Tinidazol 65
TIPS s. transjagulärer
portosystemischer Shunt
Tobramycin 63
Torasemid 79

V

Vancomycin 146
Varizen 90, 91, 94, 102
– Blutungsrisiko 91
– gastroösophageale 90
– Magenvarizen 102
– Ösophagusvarizen 94
Varizenblutung 97, 99
– akute 99
– Ösophagusvarizen-
blutung 98

240   Sachverzeichnis

– Pharmakotherapie 97
Varizendruck,
  transmuraler 91
Varizenligatur 91
Vasopressin 86
– Rezeptor-
  antagonisten 86
Vasopressinanaloga 111
Ventilationsstörung,
  pulmonale 104
Verfettung 119
Vergiftung 151, 152
– Acetaminophen 151
– Knollenblätterpilz 152
– Paracetamol 151
virale Antwort 53
– frühe 53
Virological response 57
– end of treatment 57
Viruslast 53, 58
– hohe 58
Virusreplikation, aktive 24
Virusverlust, dauer-
  hafter 52
Vitamin C 127, 155, 157
Vitamin D$_3$ 116
Vitamin E 127, 169
Vitamin K 206
Vitamin-D-Mangel 115
Vitaminmangel-
  zustände 138
Voriconazol 71

W

Wachstumsfaktor, hämato-
  poetischer 59

X

Xipamid 79

Y

YMDD-Motiv 37

Z

Zink 109, 161
Zinkacetat 159, 161
Zinkaspartat 161
Zinksulfat 159, 161
Zirrhose 119, 123, 124, 134,
  135, 141
– alkoholische 123

- Lebertransplanta-
  tion 124
- primär biliäre 134, 135,
  141
- Steatozirrhose 125
- Therapiestrategien 135
Zirrhoserisiko 52
- Hepatitis C 52

Zystadenom 185
- biliäres 185
Zystendrainage,
  perkutane 69
Zysteneröffnung,
  chirurgische 179
Zystenleber 179
Zytopenie 59

Druck und Bindung: Strauss GmbH, Mörlenbach